Dr. Ursula Hübenthal

CH'I-Systemik®

Dr. Ursula Hübenthal

CH'I-Systemik®

Energetische Regulations- und Bewusstseinsmedizin

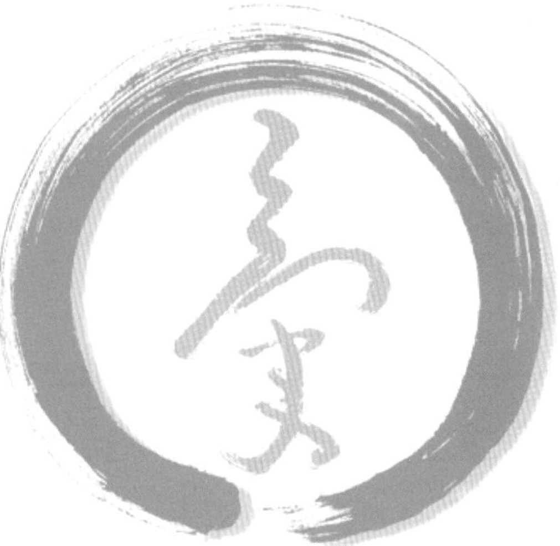

Von der Wiederherstellung der Ordnung auf körperlichen und geistigen Ebenen

MEDIZINISCH LITERARISCHE VERLAGSGESELLSCHAFT · KULMBACH

1. Auflage 2013

Druck: Appel & Klinger Druck- und Medien GmbH,
Schneckenlohe

Titelbild: Fotolia.com

Lektorat: M.A.M. Maiworm GmbH
Satz: Jürgen Bücker, M.A.M. Maiworm GmbH

Printed in Germany

www.ml-buchverlag.de

ISBN: 978-3-944002-25-5

Inhaltsverzeichnis

Teil I: Energetische Testmöglichkeiten und ganzheitliches Systemdenken

Einleitung

Ursprünglich sollte es nur ein kurzer Artikel über die Methode werden, die ich seit 2003 lehre – die CH'I-Systemik, wie sie inzwischen heißt. Sie kombiniert Möglichkeiten der Heilungsunterstützung auf Körperebene, also das, was wir „physisch" nennen, mit der Auflösung der Ursachen für die Symptome auf geistiger Ebene.

Damit gehört die CH'I-Systemik zu den ganzheitsmedizinischen Ansätzen, die sich darüber einig sind, dass alle Ebenen von Körper, Seele und Geist miteinbezogen werden müssen, wenn nachhaltige Heilung erzielt werden soll. Es gibt viele Experimente, die belegen, wie signifikant Heilung beschleunigt werden kann, wenn man positiv auf die seelische Verfassung einwirkt, in welcher Form auch immer. Mit der CH'I-Systemik kann man noch wesentlich tiefer ansetzen und die Heilungsblockaden direkt beseitigen, weil sie an der geistigen Ursache arbeitet, *warum* etwas im Körper aus der Ordnung geraten ist.

Daneben hatte ich, ursprünglich für die Teilnehmer in meinen Ausbildungen gedacht, einen Text dazu angefangen, wie das Auflösen von größeren, noch stark emotional geladenen Seelenthemen funktioniert. Sie sollten sich darüber im Klaren sein, dass das Loslassen von tiefen Mustern ein Prozess ist, der in mehreren Schritten funktioniert und deshalb nicht mal eben im Schnelldurchgang erledigt ist. Je nach Tiefe des Traumas, das dieser emotionalen Ladung zugrunde liegt, stellen sich dem Loslassen eine Menge Widerstände entgegen. Die wollen dann nacheinander abgebaut werden, und das braucht ganz einfach *Zeit*. Ich weiß aus eigener Erfahrung, dass man dabei manchmal ungeduldig wird, aber ich weiß auch, dass es sich lohnt, dranzubleiben! Es findet mit jedem Schritt Heilung statt, und das Leben wird mit jedem Schritt leichter.

Das Motto heißt „Weiterduschen!" wie ich es nenne, in Anlehnung an eine buddhistische Geschichte, die erklären soll, was beim Meditieren passiert: Anstelle von Ruhe und geistigem Frieden stellt sich anfangs oft erst mal Verwirrung ein, weil viele Gedanken hochkommen, die bisher verdrängt wurden. Man wusste gar nicht, dass man so viel „Müll" in sich hat, und ist erschrocken, aber wenn man weiter macht, stellt sich irgendwann die innere Ruhe ein, auf die man gehofft hatte.

In dieser Geschichte kommt ein Wanderer nach langer Reise endlich wieder in ein Dorf. Er wird freundlich aufgenommen und ist sehr glücklich, wieder mal mit Menschen zusammen zu sein. Ein Dorfbewohner bietet ihm eine Übernachtung in seinem Haus an. Da der Wanderer schon sehr lange unterwegs war, riecht er nicht besonders angenehm. Sein Gastgeber nimmt ihn deshalb beiseite und schlägt ihm vor, eine Dusche zu nehmen. Der Wanderer kennt noch keine Duschen, will aber der Empfehlung des Dorfbewohners nachkommen und es ausprobieren. Das warme Wasser ist sehr angenehm auf der Haut und die Seife riecht herrlich. Doch dann sieht der Wanderer nach unten und bemerkt, dass am Boden und um seine Füße herum alles ganz schwarz ist. Er erschrickt sehr und meint, er müsse sofort raus aus dieser gefährlichen Apparatur, die ihn offenbar mit etwas Schrecklichem begießt, aber sein Gastgeber spricht ihm gut zu. Der ist überzeugt, dass er nur eine Weile unter dem Wasserstrahl stehen bleiben muss, und dann komme nach einiger Zeit nur noch klares Wasser unten an. Und er hatte recht. Der Schlamm kam nicht aus der Dusche, sondern alter Staub und Schmutz klebte, wenn auch weniger gut sichtbar, am Körper, und es hat diesem Körper sehr gut getan, ihn loszuwerden.

Also: Auch wenn erst alter Morast hochkommt, weiterduschen!

Aus diesen beiden ursprünglich angedachten Texten ist dann doch – nicht zuletzt auch durch die Nachfrage der Menschen, die an meinen Ausbildungen teilnehmen – ein Buch geworden, in dem beschrieben wird, was die CH'I-Systemik ausmacht. Sie lässt sich kaum in wenigen Worten erklären, weil sie sehr komplex ist, und ohne die eigene Erfahrung, wie effektiv sie funktioniert und was loslassen bedeutet, ist schwer vorstellbar, was man alles mit ihr und durch sie erreichen kann.

Was ist CH'I-Systemik?

Die CH'I-Systemik ist eine Methode, die ich aus der Kombination mehrerer Ansätze entwickelt habe.

Es geht, kurz gesagt, um die Vereinigung von Schwingungsmedizin und Bewusstseins-Techniken zur Entladung starker Emotionen, die nach Angst, Schocks oder Wut auslösenden Erlebnissen noch im Körper und den geistigen Schichten drum herum stecken.

Das sind sehr viele, weil es nicht nur die aus diesem Leben sind, die da noch wirken.

Basis ist die von Erich Körbler entdeckte Test-Technik mit der Einhandrute. Ich habe sie weiterentwickelt und kombiniere die sich daraus bietenden Möglichkeiten zur Harmonisierung des Körpers mit einer bewussten Klärung der Ursachen der Symptome. Diese geistigen Ursachen werden nicht nur hochgeholt, sondern auch aufgelöst! Es geht also um *Heilung durch Transformation der Symptom-Themen*, mit anderen Worten um *Bewusstseinsmedizin*. Viele der großen Themenkomplexe tauchen in alten Mythen auf und finden sich in den verschiedensten Kulturen wieder: Gut und Böse,

Liebe und Hass, Rache und Vergeltung, Schuld und Sühne, Mangel und Fülle und viele mehr – sie sind in zahlreichen Filmen umgesetzt worden, und wir kennen sie alle.

Darüber hinaus können generell alle Bewusstseinsblockaden aufgelöst werden, die noch Widerstände produzieren und uns daran hindern, selbstbestimmt unser ganzes Potenzial zu entfalten. Es geht letztlich um nichts weniger als um das, warum wir hier sind, den Zweck unserer Seelenreise. In beiden Fällen, sowohl den körperlichen Symptomen, wie auch dem, was uns noch hindert, unserer Berufung zu folgen, sind die Ursachen der Blockaden die dahinter stehenden Seelenverträge und Glaubensmuster. Es ist der Geist, der die Materie steuert, nicht umgekehrt! Das lehren inzwischen Dutzende von Büchern zum Resonanzgesetz. Eines der bekanntesten ist „The Secret" von Rhonda Byrne. Meine persönlichen Favoriten sind inzwischen die „Sara-Bücher" von Esther und Jerry Hicks. Sie sind im Anhang aufgeführt. Lassen Sie sich nicht davon täuschen, dass sie aussehen wie Kinderbücher. Sie sind mit das Wunder-vollste, was es zu diesem Thema gibt.

Ch'i ist in der Traditionellen Chinesischen Medizin der Fluss der Lebensenergie. Hinter diesem Begriff, der in der Umschrift aus dem Chinesischen auch mit „Chi" oder „Qi" wiedergegeben wird, steht ein sehr komplexes Konzept. Es ist eine Art „Urstoff", aus dem alles besteht, und der zwischen den Polen Yin und Yang pulsiert. Beschrieben wird es als *kosmische Lebenskraft*, in die alles eingebettet ist, und alles, was existiert, ist eine Erscheinungsform von Ch'i. Diese Universalität führt letztlich alles zusammen und bedingt, dass auf einer tiefen Ebene alles mit allem zusammenhängt.[1] Wir empfinden uns vordergründig als von anderen getrenntes Individuum, aber nicht nur alle alten spirituellen Texte, sondern inzwischen auch die moderne Physik lehren, dass das eine Illusion ist. McTaggart spricht von einem „Quantennetz der gegenseitigen Verbundenheit", in dem alles in ständigem Informationsaustausch steht[2].

Ebenso wenig, wie wir getrennt vom Rest des Universums existieren, funktioniert auch im Körper nichts als Einheit für sich alleine – sei es ein Organ, der Blutkreislauf oder das Hormonsystem –, sondern alles hängt mit allem zusammen. Es gibt so etwas wie eine Wirkeinheit, und wenn an einer Stelle im Gesamtsystem „Mensch" etwas wirkt, sind immer alle anderen Teile dieses Systems mehr oder weniger stark davon beeinflusst. Das wollte ich in dem Namen CH'I-Systemik für meine Arbeitsmethode zum Ausdruck bringen.

Fritz A. Popp, berühmt aufgrund seiner Biophotonen-Forschung, gibt dafür den schönen Vergleich des Körpers mit einem Orchester: Auch wenn jeder Musiker mit seinem Instrument nur seinen Part spielt, wissen immer alle, wie das gesamte

---

1 Nach Bischof ist „die moderne westliche Schulmedizin [...] vermutlich die einzige medizinische Tradition in der menschlichen Geschichte, die (seit etwa 1850) ohne ein solches Lebensenergiekonzept auszukommen glaubt." (in „Energiemedizin – Heilkunst der Zukunft")

2 McTaggart in „The Bond"

Stück klingen muss. Dementsprechend merken alle, wenn sich jemand verspielt, und je stärker die Abweichung von der Harmonie ist, umso mehr ist der Klang des ganzen Werks beeinträchtigt. Wenn ein Instrument falsch gestimmt ist, wird das ganze Stück disharmonisch (das wäre ein mögliches Bild für chronische Krankheiten), und alles ist aus der Ordnung.

In „The Secret" heißt es: „Wenn Sie nicht das Leben leben, von dem Sie träumen, dann blockieren Sie das Gesetz der Anziehung!" Das würde ich abändern in: Das Gesetz der Anziehung ist *immer* gültig, nur nicht immer mit angenehmen Folgen! Der Begriff „Resonanz" bedeutet, dass etwas in seiner Eigenschwingung mitschwingt, wenn die entsprechende Frequenz im Umfeld erzeugt wird. So schwingt z. B. eine Gitarrenseite mit, wenn „ihr" Ton von einem anderen Instrument erzeugt wird. Das Resonanzgesetz wirkt wie jedes Naturgesetz ohne Ausnahme, und es funktioniert aufgrund der emotionalen Ladung, die wir ausstrahlen. *Alles*, was wir erleben, ziehen wir durch dieses Gesetz an, sowohl Liebe und Erfolg als auch schmerzhafte Erfahrungen. (So wird es auch in „The Secret" verstanden.) Das Resonanzgesetz ist so wenig „schlecht" oder „gut", wie es die Gravitation ist. Die meisten sind sicher ganz froh darüber, dass Gegenstände da stehen bleiben, wo wir sie hinstellen, und nicht durch die Gegend schweben wie im Weltraum, wo die Erdanziehung nicht wirkt. Wenn wir hingegen etwas fallen lassen und es kaputt geht, wird das Ergebnis negativ bewertet, aber deshalb ist nicht die Gravitation schlecht. Das Naturgesetz wirkt einfach immer.

Die meisten von uns haben, wie ich es nenne, viele „rote Ampeln" im System, die aber oft unbewusst sind. Seelische Blockaden wie Ängste, Wut und Selbstzweifel schränken den Raum ein, in dem wir agieren bzw. frei entscheiden können, wobei wir von den vielen tief verborgenen Seelenprogrammen aus alten traumatischen Erfahrungen in uns *nicht bewusst* wissen und deshalb auch nichts daran ändern können, bevor wir sie ins Bewusstsein geholt haben.

Und selbst wenn sie bewusst sind: Nur rationale Analyse ändert meist nichts, denn ohne Entladung der noch vorhandenen Emotionen dazu nützt das nicht viel. Es sind gerade die Emotionen, die die Resonanz verursachen. Und je stärker die Emotion, umso größer ist die Wahrscheinlichkeit, ähnliche Erleben wieder anzuziehen und damit das Glaubensmuster, dass z. B. etwas *nie* funktioniert, zu verstärken.

Man kann lernen, die roten Ampeln zu finden und sie auf Grün zu schalten!

Das funktioniert über das Entladen der negativen Emotionen: Damit hört die negative Resonanz auf, und es kann die Anziehung des Positiven funktionieren, was wir uns bewusst wünschen. Man hat durch die Öffnung neuer Räume in sich selbst größere Wahlmöglichkeiten und kann mehr und mehr selbstbestimmt sein Leben leben.

In dem wundervollen Buch „Die Hütte" von William Paul Young steht: „Seelischer Schmerz stutzt uns unsere Flügel und hält uns davon ab zu fliegen. Und wenn er dich über einen langen Zeitraum im Griff hat, kann es geschehen, dass du deine Fähigkeit zu fliegen fast völlig vergisst. ... Du bekommst (jetzt) Flugunterricht!" Genau das gibt es in der CH'I-Systemik: Flugunterricht, das heißt zu lernen, seine Flügel wieder zu gebrauchen! Durch das Aufdecken und Loslassen beschränkender Seelenprogramme werden die Flügel wieder befreit und wir erinnern uns, wer wir wirklich sind!

Meiner Überzeugung nach ist Spiritualität unser innerstes Wesen. Es kann keine wirkliche Heilung geben, ohne diese Dimension mit einzubeziehen. In einem Vortrag auf der Medizinischen Woche in Baden-Baden 2004 sagte Nawrocki: „Sinnhaftigkeit ist das Prinzip der spirituellen Medizin. Sinnhaftigkeit bedeutet Gesundheit – Sinnlosigkeit bedeutet Krankheit." Das möchte ich unterstreichen und ergänzen, dass Spiritualität bedeutet, den Weg der Bewusstwerdung zu gehen. Das wiederum bedeutet, den hinter den Symptomen liegenden *Sinn* aufzudecken, und genau das tun wir in meinen Ausbildungsseminaren.

Auch Gerber, der eines der bekanntesten Bücher über Schwingungsmedizin geschrieben hat, sagt, dass viele Wissenschaftler bei ihrer Konzentration auf die chemischen Prozesse den Blick für das größere Bild der menschlichen Existenz verloren haben, wozu für ihn die Spiritualität gehört. Er führt die Erfolge der alternativen medizinischen Ansätze darauf zurück, dass sie disharmonische Muster in der höheren, nämlich der geistigen Dimension suchen und korrigieren, weil von hier aus die physiologischen Funktionen und die Verhaltensmuster gesteuert werden. Die Krankheitsverursacher sind auf der Ebene der Gedanken und Gefühle zu suchen, und er sagt ausdrücklich, dass er dazu beitragen will, die Lücke zwischen Wissenschaft und Metaphysik zu überbrücken.[3]

Spiritualität ist für mich,
den Weg hin zu der Erkenntnis gehen,
woher wir kommen und wer wir eigentlich sind.
Nur so erschließt sich auch ein Sinn!

Es geht um die höchste aller Wahrheiten, und die lässt sich nicht mit technischen Messmethoden entdecken. Ohne eine Ahnung von diesem Sinn werden wir nie die Begeisterung und Leidenschaft entwickeln können, die für das Entdecken und Leben der eigenen Berufung notwendig ist, denn dazu braucht es leidenschaftliche Emotionen! Sie sind der Trigger zur Selbstverwirklichung, weil über sie das Resonanzgesetz wirkt – ohne „Nebenwirkungen" wie Burnout oder Herzinfarkt.

---

[3] Es ist die Frage, ob es überhaupt noch sinnvoll ist, von „Metaphysik" als Gegensatz zur Physik zu sprechen (i. S. v. „jenseits der Physik"), weil die Physik längst Materie nicht mehr als Gegensatz zu Energie versteht und viele Physiker auch zwischen Energie bzw. Materie und „Geist" keine prinzipielle Trennung mehr sehen; dazu mehr in meinem Buch „Swing Time".

Man findet in vielen spirituellen Texten Aussagen darüber, dass wir genau so richtig sind, wie wir sind; dass alles immer schon perfekt ist und wir „nur" unsere alten Muster loslassen müssen, um glücklich zu sein und ein erfülltes Leben zu leben. Sie verschweigen aber meist, wie es funktionieren soll, „einfach" nur loszulassen und dann das Leben zu genießen. Nur wenige reden davon, dass wir alte Glaubenssätze und Seelen-Aspekte bzw. -Programme haben, die *unbewusst*, das heißt abgespalten sind und uns in diesen Mustern gefangen halten. Wie wir diese Seelenpakte finden und auflösen können, wird nicht verraten.

Wie funktioniert es, wirklich Fülle-Bewusstsein und Lebensqualität zu entwickeln und sich selbst ganz so zu akzeptieren, wie man ist? Mit lauter „Gegenprogrammen" zu den guten Vorsätzen und tiefen Wünschen nach innerem Frieden kann man das kaum umsetzen. Man braucht in den meisten Fällen Hilfe, um Altes, Verdrängtes hochzuholen und zu befreien. Wenn wir nicht irgendwann in unserer Vergangenheit beschlossen hätten, es nie wieder ansehen und uns damit auseinander setzen zu müssen, hätten wir es ja nicht verdrängt.

Die Möglichkeit, das allein mit positiven Affirmationen hinzubekommen, ist dabei wenig hilfreich, denn die funktionieren nur dann unterstützend, wenn wir tief im Innern wirklich glauben, was wir da sagen. Sie funktionieren nicht, wenn es Gegenprogramme zu diesen Inhalten gibt! Im Gegenteil, diese Programme kommen dann erst recht hoch und bescheren uns wieder das negative Erleben. Affirmationen sollten also „freigeschaltet" sein, das heißt, im Ausgleich testen (= ohne Ladung darauf), bevor man sie anwendet; wie man das testet, wird weiter unten erklärt. Wenn sie das tun, kann man sie widerspruchsfrei denken.

Auch wenn man bei einer Krankheit den geheilten Zustand visualisiert, was nachgewiesenermaßen sehr hilfreich sein kann, muss man wirklich zutiefst glauben, dass dieses Heil-Sein geschehen kann, egal, wie lange das Problem schon besteht. Wenn man daran zweifelt, bekommt man vom Universum diesen Zweifel gespiegelt (Resonanz) und das bedeutet, dass die Heilung nicht stattfindet.

Unsere Seele drängt uns dahin, unsere Herzensberufung zu leben, und da wir meist schon länger mit derselben Berufung unterwegs sind, haben wir uns genau in diesem Bereich in früheren Leben viele Blessuren geholt – mit daraus folgenden negativen Glaubenssätzen, Schwüren, Flüchen und anderen Verhinderern. Deswegen leben viele Menschen ein sehr anstrengendes Leben, denn ein Fuß tritt auf das Gas und der andere auf die Bremse, oft verbunden mit finanziellen Schwierigkeiten und Existenzängsten.

Wenn man z. B. im Mittelalter in unseren Breitengraden heilerische Fähigkeiten hatte, die andere als übernatürlich und bedrohlich empfunden haben, oder die anderweitig unerwünscht waren, dann konnte das sehr schnell auf dem Scheiterhaufen enden. Die Wahrscheinlichkeit ist sehr hoch, dass wir in anderen Inkarnationen mit derselben Berufung zum Heilen noch weitere negative Erfahrungen gemacht haben – man konnte zu allen Zeiten irgendwelchen Machtinstitutionen zu viele (undurchschaubare) „Kräfte“ haben –, und das bestätigt bzw. verfestigt dann das Glaubensmuster, dass Heiler-Sein „gefährlich“ ist. Kein Wunder, wenn wir uns selbst daraufhin geschworen haben, unsere Fähigkeiten nie wieder zu zeigen. In diesem Leben ist das nicht mehr gefährlich, aber stark emotional besetzte weil traumatische alte Erleben und Gelübde in allen möglichen Formen wirken eben jetzt noch, wenn die negativen Emotionen nicht inzwischen bereinigt wurden.

Wir werden mit allem konfrontiert,
was noch unerledigt ist.

Deshalb haben viele heilerisch tätige Menschen heute zwar wunderbare Fähigkeiten und viele Ausbildungen, verdienen aber sehr wenig und trauen sich oft nicht, sich mit ihrer „Berufung“ selbstständig zu machen, oder sie fallen z. B. durch die Heilpraktiker-Prüfung. Es zeigt sich immer wieder, dass solche Hemmnisse beseitigt werden können. Wenn man das alte Programm gefunden hat, kann man es bewusst loslassen, und dann kann das Gesetz der Resonanz im positiven Sinne wirken und die Menschen anziehen, die die Fähigkeiten nutzen möchten, die wir zu bieten haben.

Es geht also bei der Transformation der Symptom- und Blockade-Themen

- um das Aufdecken der Ursachen für Symptome und seelischen Blockaden einschließlich Heilungsboykotteuren („rote Ampeln" im System),
- um die Bewusstmachung der Zusammenhänge und des dahinter liegenden Sinns (spirituelle Dimension, kosmische Gesetze),
- um das Auflösen der zugrunde liegenden alten Seelenprogramme und eintrainierten Lebensstrategien („Loslassen") und
- darum, in den Frieden zu gelangen mit der alten Erfahrung und den „Schicksalsgehilfen", die daran beteiligt waren („bereinigen").

Das alles findet in der CH'I-Systemik neben dem energetischen Ausgleich auf der Körper-Ebene statt. Sie bewirkt eine umfassende System-Transformation und arbeitet *auf allen Ebenen*, die betroffen sind – Körper, Seele und Geist – *parallel*. Das macht eine tiefe Heilung möglich. Je höher auf der Ursachen-Ebene man mit der Lösung der geistigen Muster ansetzt, das heißt auf je höheren Bewusstseinsebenen man die Programme findet, umso effektiver kann die Heilung und damit die Befreiung sein.

Die moderne Physik ist eine Feld-Physik, und man kann „energetisch“ ganz einfach als „auf Feldern basierend“ verstehen. Die Magnetfeld-Therapie z. B. ist eine Methode, die über solche Felder arbeitet. Es gibt aber auch noch weitergehende Interpretationen dieses Begriffs, die ich in meinem Buch „Swing Time – Fast nichts und die Folgen“ genauer beschreibe.

Das Testen mit der Einhandrute

Erich Körbler (1938–94), dessen Test-Technik ich verwende, war Ingenieur, und er hat uraltes Wissen wiederentdeckt. Heilung mit Symbolen und geometrischen Mustern ist in allen alten Kulturen praktiziert worden. Was er gefunden hat, ist, dass man mit der Einhandrute eine differenzierte Antwort auf die Frage bekommen kann, *inwieweit* etwas aus der Ordnung schwingt. Das heißt, man bekommt *graduell* heraus, was stört und wie stark es stört, und man kann so auch testen, zu welchem Anteil vermutete Ursachen für das störende Geschehen verantwortlich sind.

Es lässt sich also herausfinden, was nur wenig zum Problem beiträgt und was wirklich die Hauptursache ist – ein wichtiger Punkt angesichts der Tatsache, dass die meisten Geschehen multifaktoriell bedingt sind. Mit einem Pendel würde man bei „Ja-Nein-Fragen“ auch für die nur am Rande beteiligten Irritationen ein „Ja“ bekommen, weil sie mitverursachend sind, aber man will vorrangig wissen, was der Hauptauslöser ist. Wenn man da ansetzt, lösen sich die „Randprogramme“ oft mit.

Für das Testen auf physischer Ebene bedeutet die graduelle Antwort, dass sich die *Hierarchie* der Störer bzw. der Blockaden im Körper zeigt. Auf die Art, wie man testet, will ich hier nicht genauer eingehen; das ist sehr komplex und wirklich angemessen nur am konkreten Beispiel demonstrierbar. Wichtig zu wissen ist für das Folgende, dass es um Schwingungsmuster geht, die entweder *in der Ordnung* sind, das heißt, das Getestete schwingt in seinem „gesunden“ Muster, oder es ist mehr oder weniger *aus der Ordnung*, was in verschiedenen Winkelgraden gemessen wird (zwischen 0° und 360°; der Grad der Abweichung vom gesunden Schwingungsverhalten ist ein geometrischer Vektor). Man nennt das „Phasenverschiebung“. Getestet wird also der „Grad der Unordnung“ der einzelnen Körperteile, und so lässt sich präzise herausfinden, wie weit etwas von seinem gesunden Zustand entfernt ist. Je weiter etwas aus der Ordnung ist, umso stärker ist die dadurch hervorgerufene Irritation für den gesamten Organismus. Und das Testen funktioniert nicht nur für körperliche Strukturen (Wirbel, Zahn, Organ, ...), sondern auch für negative Geistesprogramme. Auf diese Weise ergibt sich eine energetische Anamnese auf den verschiedenen Ebenen des gesamten Systems. Selbst wenn man „nur“ auf Körperebene testet und damit ein recht detailliertes Gesamtbild des physischen Systems erhalten kann, lässt sich durch Entstörung dort viel erreichen.

Wenn sich auf körperlicher Ebene nichts testen lässt, obwohl starke Beschwerden vorliegen, wird man oft in der Aura fündig. Auch gibt es verschiedene Arten von energetischen Körpern, und manchmal findet man nur dort einen hohen Wert, obwohl die Physis ganz real mit Schmerzen reagiert. Es können auch Narben aus früheren Leben testen, wenn sie unter stark traumatischen Umständen zustande gekommen sind.

Die Wirkung geometrischer Formen

Zum energetischen Ausgleich auf Körperebene werden Strichmuster verwendet, und zwar je nach Phasenverschiebung der Schwingung zwischen 2 und 8 Strichen, die parallel nebeneinander gezeichnet werden. Bei der Methode, mit der ich arbeite, reicht die Unterschrift, um das Schwingungsmuster des Betreffenden zu repräsentieren. Dadurch funktioniert es, die Striche für dasjenige, was „gestrichelt" werden soll, auf Papier zu zeichnen. Das wird gleich noch genauer erklärt. Diese Striche wirken, weil jeder Strich schon nur dadurch, dass man ihn aufmalt, polarisiert ist und ein Schwingungsfeld mit einer bestimmten Amplitude um sich herum aufbaut. Wenn man die Striche so nah aneinander aufzeichnet, dass sich ihre Amplituden überlappen, addieren sich diese. So kommt eine Wirkung zustande, die die aus der Ordnung getestete Struktur pro Strich, den man zum ersten dazu malt, um 45° verschiebt, wodurch man diese Struktur wieder „in die Ordnung zurückverschieben" kann. Das kann ein Zahn, ein Wirbel oder auch eine Weichteilstruktur sowie ein Meridian sein.

Man liefert dem „gestrichelten" Körperteil gleichsam die Information, wo sich seine ursprüngliche Ordnung befindet, und regt sein gesundes Schwingungsmuster wieder an. Die jeweilige Struktur geht damit in Resonanz, weil sie ihr gesundes Ursprungsmuster wiedererkennt und von sich aus die Tendenz hat, dorthin zurückzukehren. Wenn die Blockade entfernt ist, die sie daran gehindert hat, „rastet" sie mit energetischer Unterstützung umso schneller wieder in ihr Muster ein.

Je höher die Strichzahl, umso weiter aus der Ordnung war das Getestete. Eine „8" (Phasenverschiebung um 315°) bedeutet die auf Körperebene höchstmögliche „Unordnung". Die Striche und andere geometrische Muster helfen den aus der Ordnung geratenen Körperstrukturen, sich wieder in ihren harmonischen Rhythmus einzuschwingen, das heißt, wieder in ihr gesundes Schwingungsmuster zurückzufinden. Man unterstützt mit diesen Impulsen die Selbstheilungsprozesse und kann sie ganz erheblich beschleunigen. Es lassen sich auch die Heilressourcen des Körpers gezielt ansprechen.

Voraussetzung dafür, zu verstehen, dass man über Strichmuster energetisch auf den Körper einwirken kann, ist das Wissen darum, dass alles Schwingung ist. Diese Behauptung erzeugt oft schnell ein Kopfnicken, stößt also auf Zustimmung, aber nur, weil man es immer wieder hört. Die Wenigsten machen sich klar, was es bedeutet. Die Physiker sagen uns seit nunmehr rund 100 Jahren, dass es kein kleinstes Teilchen gibt, das schwingt, sondern nur verdichtete Energie in verschiedenen Schwingungszuständen. Wenn sie mit ihren Hochgeschwindigkeitsbeschleunigern nach neuen „Teilchen“ suchen, suchen sie nicht wirklich etwas Festes, sondern örtliche Schwingungsverdichtungen in Energiefeldern. Es ist noch lange nicht in allen Köpfen angekommen, dass es letztlich keine feste Materie gibt.

Es gibt nur Energie in verschiedenen Verdichtungszuständen. Man kann auch sagen: Materie-„Teilchen“ sind Energieknoten, oder mit Capra: „Atome sind Muster von Wahrscheinlichkeitswellen.“

So, wie Wasser immer H_2O ist, egal ob es fest, flüssig oder gasförmig in Erscheinung tritt, sind auch unsere verschiedenen Daseinsebenen nicht grundsätzlich voneinander unterschieden, sondern verschiedene Zustände derselben Grundform, nämlich Energie. Wir reden also von Körper, Seele und Geist als verschiedenen Ausdrucksformen von Energie bzw. Bewusstsein!

Das eine ist grobstofflich, das andere feinstofflich, wie es oft genannt wird. Dazwischen gibt es keine prinzipielle Trennung, so wie auch nicht zwischen Eis und flüssigem Wasser, auch wenn beides völlig andere Eigenschaften hat: Beides ist H_2O, nur führen verschiedene Temperaturen zu verschiedenen Ordnungszuständen der einzelnen Wassermoleküle. Alle Energie-Ebenen in unserem physischen System sind relevant für Gesundheit, und wir können sie in der CH'I-Systemik alle parallel harmonisieren.

Den Schritt von der Energie zum Bewusstsein bzw. Geist hat schon Max Planck vollzogen und viele seiner Kollegen mit ihm. Die meisten der berühmten Physiker sind bei der Beschäftigung mit der Frage, woraus die sogenannte Materie besteht, auf spirituellen Wegen gelandet. Es wird immer mehr entdeckt, dass die Erkenntnisse, die die westliche Wissenschaft gewinnt, Jahrtausende alte Weisheiten des Ostens bestätigen, die sich mehr mit dem Geist als mit der Materie beschäftigt haben. Um diesen Geist als Ur-Verursacher geht es.

Es gibt ein berühmtes Zitat von Max Planck dazu: „Als ein Mensch, der sein ganzes Leben der nüchternsten Wissenschaft gewidmet hat, der Erforschung der Materie, bin ich sicher von dem Verdacht frei, für einen Schwarmgeist gehalten zu werden. Und so sage ich Ihnen nach meinen Erforschungen des Atoms dieses: Es gibt keine Materie an sich! Alle Materie entsteht und besteht nur durch eine Kraft, welche die Atomteilchen in Schwingung versetzt und dieses äußerst fragile Sonnensystem des Atoms zusammenhält. Wir müssen hinter dieser Kraft die Existenz eines bewussten und intelligenten Geistes annehmen. Dieser Geist ist der Urgrund aller Materie. Nicht die sichtbare aber vergängliche Materie ist das Reale, Wahre, Wirkliche, sondern der unsichtbare, unsterbliche Geist."[4]

Auch David Bohm, von dem später noch ausführlich die Rede sein wird, hat einmal gesagt: „Materie ist gefrorener Geist." Deshalb halte ich schon den Begriff „psychosomatisch" für irreführend, weil er suggeriert, dass hier etwas mit etwas anderem wechselwirkt, es sich also um Verschiedenes handelt, was gegenseitig Einfluss aufeinander nimmt. Die Vorstellung, dass Energie sich in verschiedenen Verdichtungszuständen befindet, wenn sie in unterschiedlichen Formen in Erscheinung tritt, ist etwas anderes! Wasserdampf wechselwirkt nicht mit etwas anderem, mit dem zusammen er dann zu flüssigem Wasser wird. Der Dampf verdichtet sich einfach. Materie ist nach diesem Verständnis ein bestimmter Aggregatzustand von Energie. So entstehen nach der energetischen Auffassung auch Krankheiten:

Ein Geisteszustand wird, wenn er lange genug andauert und von heftigen Emotionen gefüttert wird, zu einem Lebensmuster und manifestiert sich schließlich zu einem Symptom in der korrespondierenden Körperstruktur.

Dieser Geisteszustand ist auch die Ursache für das Modell von der Wirklichkeit, das man hat, und das aufgrund des

4 Zitiert aus Dürr, Hans-Peter: „Es gibt keine Materie! Revolutionäre Gedanken über Physik und Mystik"; Crotona-Verlag, Amerang 2012

Resonanzgesetzes das als Erfahrung anzieht, was man da glaubt. Die (unbewusste) Überzeugung wird zur Lebenswirklichkeit.

Jörg Starkmuth schlägt in seinem Buch „Die Entstehung der Realität" vor, die Materie als solche als einen Zustand, also nicht als Substanz an sich zu betrachten: „Das würde bedeuten, dass ab einem bestimmten Grad der Zerlegung auch der Begriff ‚Materie' keinen Sinn mehr haben würde, sondern die ‚darunter liegende' Ebene zum Vorschein kommt."

Gregg Braden schreibt in seinem Buch „Der Realitäts-Code", dass diese Energie, aus der wir bestehen, teilweise aus elektrischen und magnetischen Feldern besteht. Die gleichen Felder erzeugen wir „in den Gedanken unseres Gehirns und den Überzeugungen unseres Herzens. [...] Die elektrische Kraft des Herzsignals (EKG) ist bis zu 60 mal stärker als das elektrische Signal vom Gehirn (EEG). Das magnetische Feld des Herzens ist sogar 5000 mal stärker als das des Gehirns. Und wir erzeugen beide Felder durch die Erfahrung der Überzeugung!"

Mit anderen Worten: Unsere Überzeugungen werden in elektrische und magnetische Wellen umgesetzt und wirken in energetischen Mustern – Muster der gleichen Energie, aus denen auch alles andere besteht. Deshalb gilt es, an diesen Überzeugungsmustern zu arbeiten. Darüber können wir Einfluss nehmen auf das, was in unserem Körper passiert, und Disharmonien beseitigen. Voraussetzung ist, die krankmachenden Muster zu finden und sie aufzulösen. So lassen sich Blockaden beseitigen und man kann beeinflussen, welche Wirklichkeit sich realisiert. Thomas McKeown meint deshalb: „Man sollte einsehen, dass die grundlegendste Frage der ganzen Medizin die ist, warum eine Krankheit auftritt, und nicht, wie sie abläuft, sobald sie da ist."[5]

Die Entstehung von Krankheit ist ein Prozess, wie das gesamte Leben, und zu verschiedenen Zeitpunkten sind einzelne Geistesmuster verschieden stark aktiv. Auch diese Prozesshaftigkeit lässt sich mit der CH'I-Systemik erfassen, und man kann austesten, was zum jeweiligen Zeitpunkt „dran" ist.

Unbegrenzte Schwingungsfelder

Alle derzeit in der Wissenschaft anerkannten, die Wirklichkeit beschreibenden physikalischen Theorien sind Feldtheorien.[6] Charakteristisch für Felder ist, dass sie sich überlagern und miteinander interagieren können, das heißt sie wechselwirken! Damit werden die alten Weisheitslehren bestätigt, die behaupten, dass letztlich alles mit allem verbunden ist.

---

5 Zitiert nach Capra: „Wendezeit", S. 163

6 Mit den Worten Einsteins: „Wir können daher Materie als den Bereich des Raumes betrachten, in dem das Feld extrem dicht ist ... In dieser neuen Physik ist kein Platz für beides, Feld und Materie, denn das Feld ist die einzige Realität." (zitiert nach Capra: „Das Tao der Physik", S. 209)

Marco Bischof nennt als Beispiel Presman, nach dem „der Organismus als komplexes Resonanzgefüge von dynamischen Feldern zu verstehen [ist], die an die feste Materie gekoppelt sind. Die verschiedenen Felder innerhalb des Organismus sind ihrerseits Teil eines den gesamten Organismus umfassenden Feldes, das wiederum durch Resonanzen in die Felder von Umwelt und Kosmos eingefügt ist. Diese Hierarchie von Feldern innerhalb von andern Feldern vermittelt, wie Presman annahm, sowohl den Zusammenhalt, die Koordination wie auch die Kommunikation zwischen den Teilchen (und Teilen) des Organismus."

Unser Körper funktioniert weitgehend mithilfe von elektromagnetisch wechselwirkenden Feldern. Deshalb kann ich mit meinem (Körper-)System andere testen allein durch Konzentration auf das, was ich gerade testen möchte.

Gerade die Physiker, die sich mit den Konsequenzen der Erkenntnisse der Quantentheorie beschäftigen, bestätigen, dass letztlich alles Bewusstsein ist. Weil das so ist, und weil unser Körper weitgehend über elektromagnetische Signalübertragung arbeitet, ist er ein sehr feines Messinstrument.

Wir können uns durch Fokussieren unseres Bewusstseins auf alles einstellen, was wir testen wollen, und so damit wechselwirken. Die elektromagnetischen Systeme unseres Körpers reagieren, und deshalb können wir uns über die Rute als Verstärker die aufgenommenen Schwingungen, die sich in Mikro-Muskelbewegungen äußern, anzeigen lassen.

Max Planck ist nicht der einzige Physiker, der über seine Beschäftigung mit dem, „was die Welt im Innersten zusammenhält", auf den Geist gestoßen ist. Eines der zentralen Bücher zu diesem Thema ist „Das bewusste Universum" von seinem Fach-Kollegen Amit Goswami. Bruce Lipton sagt auf der DVD zu seinem inzwischen berühmten Buch „Intelligente Zellen": „Alle Wellen (von rotierenden Atomen) interferieren, sowohl konstruktiv als auch destruktiv, und das alles zusammen bildet das Feld. Man kann da nichts auseinandernehmen! Das Feld formt die Materie, das heißt das Unsichtbare formt das Sichtbare." Er vergleicht das mit Eisenspänen, die ein Muster ergeben, wenn sie über einem Magneten ausgeschüttet werden. „Wenn man Materie verstehen will, muss man also Felder verstehen. Wenn man sie nicht miteinbezieht, versteht man auch das Wesen von Krankheit nicht. Eine Person kann auf eine andere heilend wirken, weil sie ein Feld ist."

James Oschman hat dafür noch eine zuätzliche Erklärung. Auf einem Seminar der DGEIM im Oktober 2010 erklärte er (mit Bezug auf die Forschungen von Albert Szent-Györgyi in den 30er-Jahren[7]), dass es zwei Arten von Sinnesreizen zu unterscheiden gilt, nämlich

[7] Siehe dazu den sehr informativen Artikel von Dr. Heinz Reinwald „Mikro-Energie-Therapie (MET)" in CO'MED 6/11, in dem diese Zusammenhänge sehr differenziert erklärt werden (Stichworte: duales Nervensystem, organische Halbleiter, Verletzungsstrom, energetische Steuerungssysteme des Körpers).

1. unterschwellige Reize, die nicht zum Gehirn weitergeleitet werden, und

2. Reize oberhalb der Reizschwelle, die über Nerven zum Gehirn transportiert werden.

Die Biologen beschäftigen sich nur mit Letzteren, der Körper registriert aber auch die anderen, und Oschman nimmt an, dass diese unterschwelligen Reize in die Bindegewebsmatrix gehen, die als kontinuierliches System unseren ganzen Körper durchzieht. Im Sinnesrezeptor wird entschieden, welche „Richtung" ein Reiz nimmt, also entweder zum Nerv und damit ins Gehirn, oder in die Matrix und damit ins Unbewusste, wobei die Rezeptoren zwischen digital und analog unterscheiden. Das Matrix-System reagiert auf alle Reize. Es werden aber nicht alle zum Gehirn weitergeleitet, weil dieses dann aufgrund von Reizüberflutung mit Informationen völlig überfordert wäre. Deshalb gibt es dieses Filtersystem.

Oschman stellt die These auf, dass in dieser Matrix das Unterbewusstsein sitzt. Wenn man mehr auf seine Intuition hört, folgt man damit der besseren Informationsquelle, weil das Gehirn nur einen geringen Prozentsatz der eingehenden Signale empfängt und verarbeitet. In unserer Kultur und erst recht der Wissenschaft ist die Intuition nach Oschman leider verpönt, sie beruht aber gerade auf der Verarbeitung all der unterschwellig ankommenden Informationen.

Über diese Matrix strahlen wir seiner Überzeugung nach auch unsere unbewussten Gedanken nach außen (z. B. unsere Erwartung), was dann in Resonanz zu den Schwingungsmustern anderer Menschen und dem ganzen Kosmos tritt. Genau diese Informationen können wir auch mit dem Körper über unsere Matrix aufnehmen und dann mit der Rute als Verstärker anzeigen lassen. Auch Oschman geht davon aus, dass immer der Energiefluss auf irgendeine Weise unterbrochen ist, wenn ein Problem im Körper auftaucht. Genau darauf beziehen sich die energiemedizinischen Methoden. Die komplementärmedizinischen Ansätze suchen gerade diese Unterbrechungen bzw. Blockaden, nur eben auf unterschiedliche Arten und Weisen. Danach wird dann versucht, die fehlenden Informationen wieder dem System zuzuführen.

Jede Ebene in der Organisation unseres Körpers enthält andere Informationen, und jede ist für das große Ganze wichtig. Erst aus der Kombination aller Einzelinformationen ergibt sich, was im Einzelfall sinnvoll zu tun ist, um die Gesamtordnung wieder herzustellen. Es ist also wichtig, die unterschiedlichen Informationsebenen des energetischen Körpersystems abzufragen. Dabei geht es auch um die Qualität des Zusammenspiels dieser Informationsebenen sowie der einzelnen Systemteile, wie z. B. der Organe untereinander oder auch der einzelnen Zellen innerhalb eines Organs. Der Gesamtkontext ist wichtig für das, was sich in den Untereinheiten abspielt. Man kann mit der Einhandrute auf der physischen Ebene die Energiekörper der einzelnen Körperteile testen wie auch die Energien, die der Geist abstrahlt, seien das bewusste oder unterbewusste Gedanken, Ängste und Überzeugungen.[8]

Viele energiemedizinische Ansätze gehen davon aus, dass dem Körper bei Auftreten einer Krankheit Informationen fehlen, und dass das wiederum auf einer Kommunikationsstörung beruht. In der Bewusstseinsmedizin geht man noch einen Schritt weiter und fragt nach der Ursache dieser Kommunikationsstörung. Die CH'I-Systemik deckt das „Stopp-Schild" auf und entlädt die Energie hinter dem Verbot (sprich dem Vermeidungsprogramm aufgrund traumatischer Erleben zum entsprechenden Thema), das den Fluss der gesunden Information unterbrochen hat. Auch das krankhafte Muster ist eine Information, aber eine, die den natürlichen Fluss der Lebensenergie blockiert und damit zur Disharmonie führt. Auf dieser „Programmierungsebene" arbeitet die Bewusstseinsmedizin! Das *Vermeidungsprogramm* war zum Zeitpunkt seiner Entstehung in irgendeiner Weise sinnvoll für denjenigen, und das darf erkannt werden. Die meisten dieser Programme stammen aus früheren Leben oder aus der Kindheit, sind jetzt aber nicht mehr erforderlich, sondern nur noch einschränkend, und können entlassen werden.

[8] Wir alle kennen es, dass Hunde sehr unterschiedlich auf Menschen reagieren, auch wenn sie sie noch nie zuvor gesehen haben. Auf einige Menschen gehen Hunde sofort schwanzwedelnd zu, während sie bei anderen zu kläffen anfangen und kaum zu beruhigen sind. Die Tiere nehmen ganz einfach die Felder um diese Menschen wahr (und manchmal auch Fremdseelen). Sie wissen, wer was ausstrahlt und wer dementsprechend freundlich gesonnen oder negativ eingestellt ist. Wieso glauben wir nicht, dass wir Menschen das zumindest unterbewusst auch wahrnehmen können?

Zusammengefasst kann man sagen: Jedes Teilsystem des Körpers hat seine spezifische Frequenz, egal, auf welcher Ebene man misst (Atom, Molekül, Zelle, Organ, Blutkreislauf, ...), und sendet damit sein unverwechselbares Signal aus. Dieses Signal ändert sich ebenfalls spezifisch bei Krankheit, sodass auch die Art der Störung über die Schwingungsmuster erkannt werden kann. Bei Gesundheit sind alle Teilsysteme harmonisch aufeinander abgestimmt, bei Erkrankung sind mehr oder weniger viele Teilsysteme aus dem Gleichgewicht. Ziel ist, die Hierarchie der Störer herauszufinden, um genau da auszugleichen, wo die Ur-Verursacher der Unordnung liegen. Das können auch Gedanken sein, denn auch sie sind Schwingungen mit bestimmten Frequenzen, und diese wirken nicht nur in uns, sondern wir senden sie auch nach außen.

Der Geist steuert die Materie, und nur hier findet letztlich Heilung statt. Der Körper ist lediglich die letzte Instanz, die uns die Themen zeigt, die noch zu bearbeiten sind. Voraussetzung für die Arbeit auf Bewusstseinsebene ist, dass man die Verantwortung für sich selbst übernimmt, denn die geistigen Muster kann nur jeder selbst loslassen, und – wie die meisten „Heiler" sagen – letztlich kann jeder nur sich selbst heilen.[9]

[9] Der Hirnforscher Prof. Dr. Gerald Hüther sagt in einem Vortrag, dass Heilung immer Selbstheilung ist. Heilen funktioniert nicht, wenn jemand die Verantwortung für sich und seine Gesundheit ablehnt. Von außen kann immer nur Unterstützung für diese Selbstheilung gegeben werden, und dazu gehört, die bestehenden Blockaden zu finden und zu lösen. Es gibt ein kognitives und ein emotionales Netzwerk im Gehirn, die aufgrund der entwickelten Haltungen miteinander gekoppelt sind. Wenn man mit irgendwelchen Aufklärungs- und Informationsveranstaltungen immer nur an

Wenn etwas aus dem Gleichgewicht geraten ist und mit falscher Frequenz schwingt, dann ist der Grund dafür eine „Fehlinformation". Es ist ein aus der Ordnung geratenes Geistesmuster, das die Schwingung auf Körperebene verschiebt.

Es heißt nicht umsonst In-form-ation. Entnommene Organe, gezogene Zähne oder Ähnliches lassen sich auch deshalb immer noch testen, weil sie energetisch da sind. Das heißt, die Form bzw. Information für sie ist vorhanden. Dass man sie testen kann, ist ein Beleg dafür, dass die Form vorher da ist. Wenn sie hoch testet, also aus der Ordnung schwingt, wirken offenbar schon dort unharmonische geistige Muster.

Es gibt eine energetische Matrix, die man verstehen kann als ein Gittersystem, das aus Schwingungsmustern gebildet wird und die Form vorgibt, in die hinein sich die materiellen Strukturen entwickeln. Das energetische Muster bestimmt so das materielle. Es gibt dessen Organisation vor bzw. ist dessen Organisator.

Viele feinstofflich arbeitende Methoden suchen (Geräteunterstützt oder nicht, wie die Homöopathie) nach der „fehlenden Information". Es ist richtig, dass bei Krankheit oder anderen Schwierigkeiten die „richtige", das heißt har-

das kognitive Gehirn appelliert, wird das nichts nützen, weil dies das emotionale unberührt lässt. Wenn der Patient denkt, der Arzt sei für seine Gesundheit verantwortlich, kann man ihm noch so viele gute Ratschläge geben, er wird sie nicht umsetzen. Man kann ihn nur einladen, eine neue Erfahrung zu machen! („Hauptstadtkongress" 11.–13.5.11).

monische Information fehlt, die Frage ist aber, *warum* sie fehlt! Wenn man einfach die falsche Information z. B. durch Interferenz löscht, oder die richtige Schwingung ins System einschleust (per Globuli oder Schwingungen direkt), kann es sein, dass das nur kurzzeitig hilft. Der Grund ist, dass die „falsche" Geisteshaltung dadurch nicht unbedingt beseitigt ist. Wenn sie weiter wirkt, wird durch die emotionale Ladung die „Batterie" wieder aufgeladen, und das Problem taucht wieder auf. Zur Heilung gehört, das ins Bewusstsein zu integrieren, was bisher an Erkenntnis gefehlt hat. Nichtsdestoweniger kann man durch gezielte negative Interferenz Krankheitsmuster auflösen (das funktioniert über Informationsumkehrung durch bestimmte Zeichen) und dadurch den Heilungsprozess erleichtern.

Krankheit hat mit fehlerhafter Kommunikation im System zu tun, und es geht darum, herauszufinden, was warum nicht durchgelassen wird. Wenn Signale nicht ankommen, werden sie irgendwo blockiert, und bevor sich das körperlich manifestiert, hat über längere Zeit ein störendes Gedankenmuster oder aber ein heftiger Schock gewirkt.

Jede negative Emotion führt zu einer Verzerrung des Körperfeldes.[10] Das wiederum hat zur Folge, dass die Moleküle und Informationen nicht dort landen, wo sie hingehören, und die

[10] Näheres hierzu finden Sie in: Hübenthal, Ursula: „Swing Time – Fast nichts und die Folgen – Oder: Was die moderne Physik zu Energie-, Informations- und Schwingungsmedizin zu sagen hat"; Edition CO'MED, Kulmbach 2012

vorgesehenen Abläufe können nicht stattfinden. Wenn die entsprechende Blockade lange genug andauert, führt das zu Symptomen. Teilweise führt schon nur das bloße Erkennen der Zusammenhänge zu einer Änderung des Schwingungsmusters – genauer: Die Änderung des Gedankenmusters führt zu einer Harmonisierung des Feldes, was sich dann auf die betroffene physische Körperstruktur heilend auswirkt. Noch einmal: Der Körper folgt dem Geist, nicht umgekehrt!

Wiederherstellung der Ordnung im System

Wie gesagt, ist es möglich, auf Papier zu „stricheln", wenn derjenige durch seine Unterschrift darauf identifiziert ist. Wenn man sich mit Holographie beschäftigt, wundert man sich nicht mehr so sehr darüber, dass eine Unterschrift ausreicht, um jemanden zu identifizieren. Das funktioniert auch in der Radionik. Jeder Teil repräsentiert bzw. reflektiert das Ganze, sprich die energetische Struktur des Gesamtorganismus.

Eine holographische Organisation ist für uns dreidimensional ausgerichtete Menschen schwer vorstellbar und auch mit den herkömmlichen Technologien nur begrenzt abbildbar. Dazu Klink: „Wir sind es gewohnt, linear zu denken, was zwangsläufig mit sich bringt, dass wir jeweils nur kleine Ausschnitte der Realität erfassen. Hologramme lassen sich jedoch nicht durch ein Zerteilen in kleinere Einheiten in verschiedene Einzelobjekte trennen. Wir erhalten bei der

‚Zerlegung' eines Hologramms ein kleineres, weniger detailliertes Ganzes, aber immer noch ein Hologramm. Hier zeigt sich wieder der Wellencharakter von Informationen bzw. Frequenzen. Eine Welle kann niemals an einem Punkt gespeichert oder lokalisiert werden. Wenn wir mit linearen Erwartungen bzw. Wahrnehmungen oder Messmethoden an ein Hologramm herantreten, werden wir es nicht wirklich begreifen können."

Und: Jenseits der vierten Dimension gibt es weder Zeit noch Raum. Das können wir uns nicht vorstellen, weil wir mit unserem räumlichen Sehen dreidimensional denken, es ist aber experimentell längst nachgewiesen. Deshalb muss niemand anwesend sein, um getestet zu werden, auch wenn das aus psychologischen Gründen empfehlenswert ist. Die Entfernung spielt für das Testen keine Rolle, nicht nur weil das Universum holographisch organisiert ist, sondern auch, weil Bewusstsein jenseits von Raum und Zeit arbeitet. Über die Auswirkungen von Bewusstsein auf weit entfernt stattfindende Prozesse gibt es zahlreiche Experimente.

Bei der Grundtestung des Körpers mit der CH'I-Systemik testet man alle Meridiane, alle Wirbel, Zähne, Organe, Drüsen und noch einiges andere (z. B. das Kiefergelenk). Es ist normal, dass dabei für einen Erwachsenen mittleren Alters zwischen 25 und 35 hohe Werte (7er und 8er – s. o.: 8 ist der höchste Wert für das Schwingen aus der Ordnung) herauskommen. Als die obersten Störer erweisen sich meist Narben. Wenn man hier die Hierarchie ermittelt und von der am höchsten testenden Narbe abwärts mit der entsprechenden Strichzahl entstört, geht regelmäßig mehr als die Hälfte der vorher hoch testenden Werte herunter. Nochmal zur Verdeutlichung:

Wenn die Narben entstört sind, fällt die Hälfte der vorher hoch testenden Werte weg!

Dasselbe gilt übrigens für Schocks: Auch wenn man diese entlädt, geht mindestens die Hälfte der vorher hohen Werte runter.

Von den vielleicht 30 bei der Grundtestung als hoch gestört getesteten Teilen des Körpers müssen letztendlich oft nur 6 oder 7 mit Strichmustern ausgeglichen werden, wovon die meisten eben Narben sind. Bei den wenigen übriggebliebenen hohen Werten (z. B. ein Wirbel, ein Organ oder ein Zahn) lohnt es sich jetzt, an die psychischen Hintergründe heranzugehen, denn alles andere waren offensichtlich nur Sekundärstörungen! Man kann seit Jahren Probleme mit einem bestimmten Körperteil haben, und es stellt sich heraus, dass eine andere Blockade (Narbe, Zahn, ...) diese bedingt hat, was je nach Wirkungsdauer der negativen Beeinflussung durchaus zu schwerwiegenden Störungen an der sekundär betroffenen Struktur führen kann. Entscheidend für die Arbeit auf Geistebene ist aber, dass die sekundär gestörte Struktur nicht die ist, deren Thema zu bearbeiten ist! Wenn jemand Leberprobleme hat, kann man z. B. unterdrückte Wut vermuten (und auch sofort testen, ob das bei dem Betreffenden der Fall ist). Wenn der hohe Leberwert aber nicht mehr vorhanden ist, nachdem man das System systematisch entstört hat, braucht man hier nicht weiter zu „graben“ (und erst recht nicht ihm einzureden, er habe ein Problem mit unterdrückter Wut).

Es haben sich inzwischen viele damit beschäftigt, welche seelischen Hintergründe welches Symptom verursachen. So spricht z. B. Ruediger Dahlke, selbst Arzt, von einer „Organsprache“. Andere bekannte Autoren zu diesem Thema sind Louise Hay, Dr. Diethard Stelzl und Dr. Hamer. Auch wenn Letzterer als Person sehr umstritten ist, zeigen sich die von ihm angegebenen Zusammenhänge zwischen Symptom und Geistesmuster oft als zutreffend. Man kann das mit der Rute ganz einfach testen. Wenn man bei den von diesen Autoren vermuteten Zusammenhängen nicht fündig wird, kann man selbst weitersuchen. Dabei darf frei spekuliert werden, die Rute zeigt nur dann einen hohen Wert, wenn man ins Schwarze getroffen hat. Der oder die Betreffende spürt auch meist energetisch, dass man richtig liegt, und oft spürt es auch die Person, die testet, körperlich.

Erst die Summe der unterschiedlichen Störfaktoren macht das Risiko aus. Verschiedene Parameter können einzeln getestet niedrige Werte ergeben, wenn man aber die Störung durch die summierte Wirkung abfragt, zeigt sich ein hoher Wert. Das gilt für Substanzen (z. B. verschiedene Schwermetalle), aber auch für Narben. Bei einer meiner Ausbildungsteilnehmerinnen testeten die drei Ohrlöcher an einem

Ohrläppchen einzeln jeweils höchstens 3, die Störfeldwirkung aller zusammen aber 7!

Alles eine Frage der Zeit, gekoppelt mit der Intensität der Störung

Die meisten Menschen halten es für normal, dass sie immer mehr „Zipperlein" bekommen, wenn sie älter werden, dass ihr Gehör und ihre Sehfähigkeit nachlassen und sie sich immer schlechter bewegen können. Wenn man sich die vielen hohen Werte ansieht, die auch bei einer Grundtestung eines jungen Menschen herauskommen können, wundert man sich nicht mehr, dass das oft so ist: Die meisten Störungen sind lange Zeit unmerklich und bewirken teilweise erst nach Jahrzehnten körperliche Symptome.

Es hängt von der Stärke der Blockade ab, wie schnell sich die mangelnde energetische Versorgung physisch und dann letztlich in Schmerzen äußert. Je mehr Störungen gleichzeitig wirken, umso eher zeigt sich das an einer ersten Stelle im Organismus. Dem folgen dann immer mehr Beschwerden, und oft findet man anatomisch gar nichts da, wo es wehtut – kein Wunder, wenn die Zusammenhänge so komplex sind und der „Oberstörer" ganz woanders sitzt. Energetisch kann man das lange vorher testen und so echte Prophylaxe betreiben.

Wenn der Energiekreislauf in den Meridianen gestört ist, werden die Körperregionen, die durch die betroffenen Meridiane versorgt werden sollen, unterversorgt.

Je mehr Störungen es hier gibt, umso schwerer wird es für den Organismus, diese zu kompensieren, bis die Staus schließlich zum Verlust der Regulationsfähigkeit führen.

Das können inzwischen viele energetisch arbeitende Testgeräte messen. Durch das Lösen der Energiefluss-Blockaden im Körper werden die Selbstheilungskräfte wieder frei und können wirken, eine Voraussetzung für jeden Heilungsprozess. Das ist ein wichtiger Ansatz für viele Multisystem-Erkrankungen.

Wenn die Heilhindernisse aus dem Weg geräumt sind, können die natürlichen Eigenregulationsmechanismen wieder funktionieren, und das Zusammenspiel der „Einzelteile" harmonisiert sich automatisch.

Mit den Strichen bzw. geometrischen Mustern harmonisiert man also aus der Ordnung geratene Schwingungsmuster; oder, anders ausgedrückt, man entstört Blockaden energetisch durch geometrische Formen (= Ladungsmuster). Dadurch wird das natürliche Eigenschwingverhalten angeregt und dem Körper bei der Selbstregulation geholfen. Das ist aber nur die vordergründige Ebene der Symptome. Wenn man eine wirklich ganzheitliche Sicht anstrebt, sollte man den Körper als Spiegel der Seele verstehen und die bewussten und unbewussten Geistesmuster mit betrachten.

Eine ganzheitliche Regulation muss die zahlreichen Wechselwirkungen im Organismus und die verschiedenen Hierarchie-Ebenen der Steuerung miteinbeziehen. Wir sind weit davon entfernt, alle Regelkreise zu verstehen, die im Körper ablaufen, und erst recht deren Verknüpfungen und Überschneidungen untereinander. Die Zusammenhänge sind vielfältig und viel zu komplex. Wenn man an einer Stelle eingreift, ob durch Medikamente oder anderweitig, können „Nebenwirkungen" an ganz anderen Stellen auftreten, die man gar nicht als im Zusammenhang damit stehend erkennt. Wenn man mit der Rute testen kann, muss man das auch nicht alles im Einzelnen nachvollziehen können, sondern kann fragen: „Wie ist es für das System, wenn ich das und das tue?" Genauso bekommt man auch heraus, was worauf eine wie starke Wirkung gehabt hat. Das ist einer der großen Vorteile des Testens mit der Rute: Man muss die Gründe nicht kennen, um gegenseitige Wechselwirkungen herauszufinden und zu testen, ob etwas stört oder positiv für den Betroffenen ist!

Das energetische Entstören setzt oft einen körperlichen Prozess in Gang. Wenn Blockaden gelöst wurden, ist das vergleichbar mit dem Öffnen der Schleusen eines Staudamms: Wenn viele Schleusen auf einmal geöffnet werden, kommt das Wasser (der Energiefluss) mit einer solchen Kraft in das Bett des vorher nur als Rinnsal fließenden Flusses, sodass es

Turbulenzen geben kann. Wie bei einem plötzlich als große Welle ankommenden Wasserstrom, der Sträucher und Bäume am Rand mitreißt, bis er sich zu einem großen, wieder ruhig dahinfließenden Fluss beruhigt hat, können energetische Schwankungen auf Körperebene auftreten. Man kann wieder mit Strichen unterstützen, dass deren Einregulierung sanft erfolgt.

Auf jeden Fall werden energetische Messungen unmittelbar nach dem Lösen von Blockaden auf körperlicher und/oder seelischer Ebene – meist passiert in der CH'I-Systemik beides parallel – kurzfristig ein turbulentes Bild ergeben. Das ist aber normalerweise schon am nächsten Tag wieder verschwunden, weil sich dann das harmonische Zusammenspiel der einzelnen Körperteile wieder eingeregelt hat, nur jetzt auf wesentlich höherem Niveau als vorher.

Wie lange es dauert, bis sich die physischen Strukturen in den harmonischen Zustand einreguliert haben, kann man testen. Erst danach ist es sinnvoll, z. B. eine Röntgenaufnahme oder ein neues Blutbild machen zu lassen, um zu überprüfen, was sich geändert hat.

Heilung als Bewusstseinswachstumsprozess

Zur ganzheitlichen Heilung gehört meiner Überzeugung nach ganz wesentlich ein Erkenntnisprozess, und genau der setzt ein, wenn man die seelischen Hintergründe für die körperlichen Ungleichgewichte aufdeckt und bearbeitet. Unser Körper sendet seine Signale, damit wir in unserem Bewusstsein wachsen, indem wir nach den Ursachen fragen. Mit den möglichen Themen, die hinter den einzelnen Organen usw. stecken können, haben sich, wie gesagt, schon viele beschäftigt. Ich möchte noch einmal wiederholen, dass man hier genauso wie auf Körperebene mit der Rute herausfinden kann, welche der vielen möglichen Symptomhintergründe gerade für den Betreffenden die hohen Werte verursachen. Wenn man auf die richtige Ursache trifft, wird man mit der Rute einen hohen Wert bekommen, weil dieses Thema eben hoch geladen für denjenigen ist, also aus der Ordnung.

Es liegt auf der Hand, dass man so sehr individuell arbeiten kann. Man ist nicht mehr auf Vermutungen angewiesen, was wo dahinter steckt – und es gibt immer viele Möglichkeiten! –, sondern kann es ganz einfach testen. Weil man das auf allen Ebenen tun kann, wird man dem Anspruch aller naturheilkundlichen Ansätze gerecht, eine wirklich ganzheitliche Sicht einzunehmen. Die Beziehungen innerhalb des Körpers sind schon so komplex, dass sicher niemand behaupten kann, alle Auswirkungswege – sei es von körperlichen Störungen oder Maßnahmen zur Regulierung von außen – zu kennen. Erst recht sind die Belastungen psychischer aber auch chemischer Art unüberschaubar, denen der sogenannte moderne Mensch ausgesetzt ist. Ungeachtet dessen kann man aber jederzeit durch Rutentestung herausfinden, inwieweit ein bestimmter Körperteil oder auch ein größeres Wegenetz wie das Lymphsystem gestört ist. Genauso kann man den Grad der Störung durch eine bestimmte Einwirkung von außen (egal, ob Krankheitserreger, Amalgam, Elektrosmog oder was auch immer) testen, was individuell völlig unterschiedlich ist.

Warnke bestätigt in seinem Buch „Quantenphilosophie und Spiritualität": „Ganzheitlich therapieren kann man eben nicht schematisch und ‚objektiv'. Vielmehr muss man als Therapeut den Einzelfall sehen und seine ganz persönliche intuitive Wahrnehmung sowohl in die Diagnose als auch in die Therapie einbringen. Man muss also bewusst subjektiv behandeln."

Man ist auch bezüglich der Wahl des Mittels für die Heilungsunterstützung nicht mehr auf Mutmaßungen und Statistiken angewiesen. Es lässt sich sehr präzise vorher testen, welche Maßnahmen den größten Erfolg für das Individuum versprechen, um das es gerade geht.

Das Prinzip von Versuch und Irrtum bei der Gabe von Medikamenten und anderen Interventionen ist längst überholt!

Das war es schon seit der Entwicklung der kinesiologischen Methoden. Mit den Möglichkeiten der Rutentestung geht es noch schneller und differenzierter. Das Wort „Medikament" kommt übrigens von „medicare mente", und das heißt „Heilung durch" bzw. „über den Geist"![11]

Gregg Braden fragt in seinem schon genannten Buch „Der Realitäts-Code": „Wenn unsere tief verwurzelten, oft unbewussten Überzeugungen der Samen für unsere Erfahrungen sind: Wie können wir dann die falschen Überzeugungen heilen, die uns behindern? Wie können wir unseren Realitäts-Code umschreiben?" Ich antworte darauf: Durch das Ändern der Glaubensmuster, die die Resonanz für unser bisheriges Erleben erzeugt haben.

Es ist, wie Neale Donald Walsch in „Gespräche mit Gott" sagt, dass „der Gedanke hinter dem Gedanken" der ist, der wirkt, also unsere Wirklichkeit erzeugt. Vordergründig wollen wir eine Menge, von dem wir aber tief in unserem Wesen nicht glauben können, dass es funktioniert oder dass wir es haben dürfen. Oder wir hegen noch einen tiefen inneren Groll aus früheren Leben, der uns nicht in den Frieden kommen lässt. Da wir das teilweise einfach nicht mehr wissen oder gut verdrängt haben, ist uns das aber nicht bewusst, und deshalb haben wir in diesem Zustand keine Chance, dass unsere Wünsche in dem betreffenden Themenbereich erfüllt werden.

---

[11] Zum Thema „Statistik in der Medizin" gibt es eine ganz grundsätzliche Kritik von Dr. Gradl. Er sagt zu den Laborwerten: „Es wird eine Genauigkeit vorgetäuscht, die es nicht gibt, weil die verwendeten statistischen Methoden für nichtlineare (oder gar für dynamische) Systeme nicht zulässig sind." (Gradl, Toni: „Signifikanz – Die Zahlenjunkies und ihre Folgen in der Medizin", in CO'MED, Fachmagazin für Complementär-Medizin, 11/11, S. 44 f)

Die wirkliche Transformation dieser Muster funktioniert über das Entladen der dahinter stehenden Emotionen. Wenn wir wissen wollen, wie diese Muster heißen, brauchen wir uns nur unsere Umgebung anzusehen. Was wir in unserem Beruf, unseren Beziehungen, unserem äußeren Wohlstand und in Bezug auf Gesundheit und Krankheit als „Realität" erleben, ist der Spiegel dieser tiefen Überzeugungen.

Immer wieder: Resonanz

Das Gesetz der Resonanz zutiefst zu begreifen – und erst recht, es zu akzeptieren –, ist eine Lebensaufgabe. Die meisten Menschen haben Schwierigkeiten, sich mit dem Gedanken anzufreunden, dass sie selbst der Schöpfer ihrer Realität sind, vor allem, wenn es um unangenehme Erfahrungen geht.

Wir sind immer gleichzeitig Sender und Empfänger.

Weil diese Sicht der Wirklichkeit für viele neu ist, obwohl es sich um uraltes Wissen handelt, gibt es inzwischen so viele Bücher zu diesem Thema.

Die Resonanz-Aufhebung zu negativen Erleben, das Loslass-Ritual, ist simpel. Es dient nur der bewussten Absicht-Setzung. Die Kunst ist, das Seelenprogramm zu finden und es genau zu benennen, damit die Frequenz spezifisch entladen werden kann. Es sind *meine* Programme, die wirken, wenn ein Problem in meinem Leben auftritt. Andere können dafür immer nur Auslöser sein. Wenn ich meine Resonanz zum entsprechenden Thema durch Entladen „lösche", springt das Programm nicht mehr an. Dadurch habe ich meinen Entscheidungsspielraum erweitert bzw. meine Wahlmöglichkeiten.

Dabei bin ich mir dessen bewusst, dass Energie nicht gelöscht werden kann, man kann sie aber transformieren! Deshalb beschreibe ich die CH'I-Systemik auch als „System-Transformation".

Die Seele wählt eine Erfahrung bewusst, um daran zu wachsen, und man sollte auch nicht versuchen, diese Erfahrung zu beseitigen. Aber eine Frequenz kann man löschen (z. B. durch Interferenz), und das macht man in der CH'I-Systemik mit dem traumatischen Anteil dieser Erfahrung und den damit verbundenen negativen Emotionen! Diese Energie wird transformiert, und damit hört die Resonanz zu weiteren Erleben ähnlicher Art auf, denn die Ladung ist raus (sie ist insofern „gelöscht").

Nochmal anders ausgedrückt: Ich sende (meist unbewusste) Gedanken. Je höher die Emotion dahinter, umso stärker das Signal. Es entsteht positive Interferenz zu „passenden" Mustern, und ich erfahre z. B. bei Selbstwertmangel, dass ich gedemütigt werde, man mich bei Beförderungen immer übergeht oder Ähnliches. Wenn diese emotionale Ladung transformiert ist, findet keine Interferenz und damit keine Anziehung mehr zum „passenden“ (= die unbewusste Erwartung bestätigenden) Erleben statt.

Die Folge ist tiefe Heilung durch Frieden mit der Vergangenheit.

Es geht deshalb in allen meinen Ausbildungsseminaren neben den speziellen Test-Möglichkeiten und der Anregung der Selbstheilungskräfte immer um

- das Aufdecken noch geladener Seeleninhalte (Traumata und Programme bzw. einschränkende Gedankenmuster),
- das Verstehen der geistigen Gesetze, die Naturgesetze sind und *immer* wirken,
- das Erkennen und Achten der eigenen Bedürfnisse,
- das Erkennen des individuellen Seelenziels,
- Arbeit auf der feinstofflichen Ebene (über elektromagnetische und andere Felder; Meridiane, Aura) und
- bewusste Planung der eigenen Lebensrealität (z. B. Beruf und Berufung, Partnerschaft, Erfolg) durch die
- Nutzung des Resonanzgesetzes im positiven Sinne (Was will ich in mein Leben ziehen?).

Wie viele Menschen, die sich mit Heilung beschäftigen, durfte auch ich die Erfahrung mit sehr heftigen Symptomen machen, über die ich zu den alternativen Heilmethoden geführt worden bin. Die entscheidenden Heilungsschritte fanden durch das Entladen meiner alten Muster statt. Die hat mir damals eine Spezialistin auf diesem Gebiet aufgedeckt, und ich durfte viel bei ihr lernen. Ich arbeite jetzt seit ca. 15 Jahren mit dem Hochholen von Seelenprogrammen. Über diese lange Erfahrung verfügen meine Ausbildungsteilnehmer natürlich zunächst einmal nicht, aber dazu habe ich Testtabellen zu den wichtigsten Themen erstellt sowie auch zu Spezialthemen (z. B. Heilungsverhinderungs-Programme, Meisterschafts- und Aufstiegsverbote, Loslass-Boykotteure, Füllebewusstsein und Erfolg, Berufung, Selbstwert, Partnerschaft und Sexualität etc.), um die es dann in der Fortgeschrittenen-Ausbildung geht.

Zum Abschluss dieses Kapitels ein schönes Zitat von Rhonda Byrne aus „The Magic": „Bestimmt haben Sie bei manchen Anlässen schon zu sich gesagt: ‚Hoffentlich wird alles gut' oder ‚Da werde ich aber eine Menge Glück brauchen'. Solche Gedanken bedeuten: Sie *hoffen* auf den guten Ausgang einer Situation. Doch das Leben funktioniert nicht nach dem Gesetz des Zufalls oder glücklicher Umstände. Die Gesetze des Universums funktionieren mathematisch bis ins letzte Detail. Darauf können Sie sich verlassen!

Ein Pilot *hofft* nicht nur, dass die Gesetze der Physik auch während seines Fluges funktionieren; er *weiß*, dass die Gesetze der Physik niemals versagen. Sie gehen nicht in Ihren Alltag hinaus und *hoffen*, dass das Gesetz der Schwerkraft Sie am Boden halten wird, damit Sie nicht in den Weltraum entschweben. Sie *wissen*, dass es hier weder Zufall noch Spielraum gibt, und dass das Gesetz der Schwerkraft *immer* gilt. Wenn alles, was Sie tun, großartige Ergebnisse bringen soll, müssen Sie sich das Gesetz, das für Ergebnisse gilt, zunutze machen: das Gesetz der Anziehung. Sie müssen also Ihre Gedanken und Gefühle nutzen, um großartige Ergebnisse *anzuziehen*."

Mein Kommentar: Und die alten negativen Gedanken und Gefühle vorher beseitigen!

Wie funktioniert Loslassen?

Noch eine Ergänzung zu dem, was man „nur" loslassen muss: Ich lese oft, dass wir uns nicht mehr mit dem Alten beschäftigen müssen und es lassen sollten, in der Vergangenheit zu wühlen. Das ist prinzipiell richtig, und ich rate garantiert niemandem, sich unnötig mit Vergangenem zu beschäftigen und den alten Schmerz immer wieder neu zu beleben. Nur: *Wenn* noch eine Ladung auf etwas testbar ist, dann wirkt das! Es erzeugt solange Resonanz, wie die Emotionen noch nicht harmonisiert sind. Und welche das sind, kann man testen. Vieles ist tatsächlich erledigt und kann unter „Erfahrung" abgelegt werden. Aber solange etwas noch wirkt, empfehle ich Entladung.

Wenn wir jetzt Schwierigkeiten in einem Lebensbereich haben und die Ursachen dafür in Reaktionen auf Erleben in früheren Leben finden, dann ist das ein Hinsehen darauf, wie wir durch die damals entstandenen Geistesmuster ein Geschehen in diesem Leben erschaffen haben. Das ist kein überflüssiges Wühlen in altem Morast, der längst passé ist, sondern ein Verstehen der Mechanismen, die dazu geführt haben, in welcher Situation man sich jetzt befindet. Und genau da kann man ansetzen, indem man die alte Ladung aus dem System herausnimmt.

Es geht um das Bewusstsein darüber,
dass wir die Schöpfer unserer Realität sind.

Wenn wir begreifen, dass wir – unbewusst – bisher das erschaffen haben, was wir erleben, weil es noch unerledigten Hader gab, können wir ab sofort zum bewussten Schöpfer unseres Lebensweges werden. Und das ist ein Prozess, denn es erfordert ein Eintrainieren der neuen Denkmöglichkeiten. Es gilt, die neu gewonnene Freiheit zu üben, und das nicht nur gelegentlich, sondern sehr konsequent. Dazu ist kontinuierliche Begleitung sinnvoll, weil das Alte meist eine tiefsitzende Gewohnheit geworden ist. Dazu mehr im zweiten Teil.

Man legt mit der Absichtsbekundung zum Loslassen keinen Schalter um, wodurch sich das Verhalten automatisch ändert, sondern man bewirkt dadurch eine Befreiung! Wie man diese dann lebt, ist ganz wesentlich eine Sache bewusster Übung. Die Freiheit in einem Leben mit erweiterten Wahlmöglichkeiten muss man neu erkunden, und vielen ist diese Lebensfreude völlig unbekannt. Man darf sich dann selbst neu entdecken, und das ist ein regelrechter Prozess des Sich-Re-Definierens. Auch das erfordert Zeit und Ausdauer.

Der Sinn des Lebens ist nach meiner Überzeugung, aufzuwachen und das eigene Schöpfer-Sein zu entdecken. Wir sollen unserem Schöpfungswerk „auf die Schliche kommen", wie Robert Betz so schön sagt. Durch die Heilung der alten Wunden erfahre ich immer tiefer, wer ich bin und über welches Potenzial ich verfüge. Diese Wunden werden von den „Triggern" aufgezeigt, die im Außen unsere Knöpfe drücken und uns die alte Verletzung spüren lassen. Wenn keine Wunden mehr da sind, reagiert man nicht selbsteinschränkend, und es testet auch keine Ladung. Damit erübrigt sich dann auch jedes „Wühlen in altem Morast". Und: Es ist sehr, sehr heilsam, zu verstehen, warum man bisher so war, wie man war. Das Erkennen, wo man verletzt worden ist, trägt entscheidend zur Heilung bei, weil man dann die eigene Reaktion darauf durchschaut. Man kann dann viel eher mit dem Selbstverurteilen aufhören – eine immer wieder gern geübte Disziplin.

Ein sehr schöner Artikel zum Thema Lebenssinn steht in CO'MED 3/13. Dr. Reitz – sie testet kinesiologisch – bringt ein anschauliches Beispiel für den Sinn von Krankheit: „Stellen Sie sich vor, Sie befänden sich in Frankfurt/Main und wollten nach Rom reisen, das würde Ihren Lebenssinn symbolisieren. Ihre innere Bewusstheit würde jedoch feststellen, dass Sie sich im Zug nach Stockholm befinden. Was würden Sie sich selbst raten? Schneller Ausstieg und Umstieg in einen anderen Zug, der sich dann in Richtung Rom bewegt? Aber was ist, wenn Ihnen Lebensentwürfe, oberflächliche berufliche oder private Erfolgsziele, moralisch bedenkliche Anforderungen Ihres Berufes, materialistisches Streben oder anderes Sie ggf. daran hindern würden, umzusteigen und die Richtung wechseln zu können? Wird hier nicht verständlich, wieviel sinnvoller es für den jeweiligen Menschen sein könnte, ‚komplett auszusteigen'? Krankheit aufgrund einer Abweichung oder sogar konterkarierten eigenen Lebenssinnes ist nach den Ergebnissen der kinesiologischen Austestungen nicht eine ‚Strafe Gottes' oder eine autoritär-moralische Belehrung, sondern vielmehr eine ‚Selbstregulation' unseres höchsten Seins, um wieder in Einklang mit dem eigenen Sinn zu kommen, der bereits vorgeburtlich feststeht."

Geistige Gesetze sind Naturgesetze! Man kann sie ebenso wenig umgehen wie die, die wir aus der klassischen Physik kennen. Wenn ich etwas loslasse, fällt es nach unten, und genauso ziehe ich immer und unausweichlich das an, mit dem sich meine Gedanken regelmäßig beschäftigen.

(Ich kann dazu nur noch einmal wärmstens die „Sara-Bücher" empfehlen!) Im Buddhismus wird dazu das Bild benutzt, dass die Samen wachsen, die ich wässere. Dieses Wässern ist das Richten der Aufmerksamkeit auf etwas.

Wenn ich dauernd an das denke, was ich *nicht* will, wird sich das verwirklichen, weil ich es mit Energie füttere; wenn ich mich auf das konzentriere, was ich will, wird durch genau dasselbe Füttern, nur diesmal mit positiver Energie, das eintreten. Es gibt inzwischen Dutzende von Büchern zu diesem Resonanzgesetz, und man sollte sie lesen, wenn man das Umdenken lernen will.

Zu dem Thema, das alles letztlich Bewusstsein ist, möchte ich noch einmal das Buch „Das bewusste Universum" von Amit Goswami und auch „Das Nullpunkt-Feld" von Lynne McTaggart sehr empfehlen. Es ist spannender als jeder Krimi, sich damit zu beschäftigen, welche Folgen die Erkenntnisse der modernen Physik haben. Sie fordern regelrecht eine Bewusstseinsmedizin.

CH'I-Systemik – Der Schlüssel für viele Lebensbereiche

Es ist kein Zufall, dass das „Ch'i" auch mit „Qi" transkribiert wird, sodass man es nicht „Tschi", sondern wie mit K geschrieben ausspricht. In dieser Variante ist der Name meiner Methode dann gleichlautend mit „Key-Systemik". Genau diesen Schlüssel gebe ich den Menschen in meiner Ausbildung in die Hand. Er ist universell einsetzbar, sodass man für sich selbst und andere die körperlichen Blockaden und die Themen finden kann, die einschränkend wirken, um dann an diesen Themen zu arbeiten. Wenn man einmal das

Testen gelernt hat, lassen sich prinzipiell Antworten auf alle Fragen finden, die sich auf den Ebenen von Körper, Seele und Geist stellen, einschließlich der Antworten darauf, was individuell jeweils zu tun geeignet ist.

Dabei frage ich ganz sicher nicht die Einhandrute, was ich tun soll. Das wäre ein großes Missverständnis darüber, wozu dieses Instrument da ist. Die Rute kann immer nur meine Eigenschwingungen verstärken, und die hängen davon ab, welche Seelenprogramme noch aktiv sind. Das heißt, dass die Antwort auf eine Frage anders ausfallen kann, wenn ich alte Glaubensmuster zum entsprechenden Thema aufgelöst habe. Ich benutze die Rute nicht als Pendel zum Erkunden der Zukunft, denn diese Zukunft hängt davon ab, was ich wähle, und wenn ich mich weiterentwickle, sprich alte Beschränkungen losgelassen habe, kann ich neu wählen![12]

---

12 Eine allgemeine Anmerkung: Wenn man etwas testet wie „Wie ist die Schule X für Person Y?", muss man sich im Klaren darüber sein, dass das nur der momentane Stand der Dinge ist, das heißt das Ergebnis bei den jetzt noch im Unterbewusstsein laufenden Programmen. Sobald da etwas aufgelöst ist, was irgendeinen Bezug zu „Schule", einem der dort arbeitenden Lehrer, dem Ort oder Ähnlichem hat, durch das Programme angestoßen würden, fällt das Testergebnis anders aus! Auch kann es Anfangsschwierigkeiten geben, so dass es nur in der ersten Zeit stressig würde, danach aber genau richtig ist. Man muss hier also verschiedene Zeitbereiche abfragen. Da man mit der Rute aber auch abfragen kann, wie etwas auf längere Sicht ist, ist das kein Problem. Dieses Abfragen für längere Zeiträume ist bei allem wichtig, was möglicherweise erst nach längerer Zeit schädlich wirken würde, wie z. B. das Trinken eines bestimmten Wassers oder die Einnahme einer bestimmten Substanz.

Die oberste Instanz ist immer das Gefühl, und das zeigt sich in der Herzfrequenz. Es geht um die wahren Herzenswünsche, und die kann jeder nur für sich selbst erspüren. Hier ist Mut zur Authentizität gefragt! Wenn sich dabei Ängste zeigen, kann man die wiederum aufdecken und bearbeiten; hier kommt die Rute ins Spiel und kann entscheidende Hilfe leisten.

Die eigentliche Entscheidung sollte man immer mit dem Herzen fällen.

Wenn man diese Verantwortung für sich selbst ablehnt, wird man auch mit Rute nicht glücklich. Was ich aber fragen kann, ist, welchen Wirkungsgrad die verschiedenen möglichen Mittel oder Maßnahmen haben, die mir einfallen, um mein Ziel zu erreichen.

Wenn man dann noch über Erfahrung mit den möglichen Seelenprogrammen verfügt, die man im Laufe der Ausbildung gewinnt, ist eine sehr weit gehende Unterstützung in allen Bereichen von Heil-Werden möglich. Der Kern des Seins ist geistig, und diese Ebene muss miteinbezogen werden, wenn dauerhafte Heilung erzielt werden soll, egal ob auf körperlicher oder auf Seelenebene.

Zusammengefasst ist das Ziel der CH'I-Systemik, Menschen bei ihrem persönlichen Wachstum zu unterstützen und die Vermeidungsmuster auszuräumen, die auf ihrem individuellen Weg liegen. Man arbeitet dabei auf allen Ebenen, das heißt sowohl den körperlichen als auch den geistig-spirituellen (multidimensional).

Das „Wunder" der Befreiung liegt im Loslassen der alten, meist unbewussten Geistesmuster, die als rote Ampeln in unserem System das Heil-Sein und die Weiterentwicklung hemmen. Man kann die alte emotionale „Ladung" dazu transformieren, um die Resonanz zu dem zu beenden, was man nicht mehr in sein Leben ziehen will, und den Weg für die Verwirklichung der bewusst gewählten Ziele freizumachen. Damit einher geht automatisch die Blockadenlösung auf körperlicher Ebene.

Ein Beispiel: In einem meiner Ausbildungsseminare testete ich eine junge Frau als „Demo-Objekt" und fand auf dem Dünndarm eine 7, also eine hohe Abweichung des Eigenschwingverhaltens dieses Organs aus der Ordnung. Ich fragte sie, ob sie Dünndarm-Probleme kenne, was sie verneinte. In einem solchen Fall frage ich immer zurück, ab wann der hohe Wert zu testen ist, denn wenn die Testperson noch keine Beschwerden spürt, kann der Wert noch nicht lange hoch sein. In diesem Fall fragte ich, da wir gerade vom Mittagessen kamen, „Wie war der Dünndarm vor dem Mittagessen?" und bekam wieder die 7, auf die Frage „Wie war der Dünndarm vor dem Frühstück?" kam aber eine 3! Also fragte ich, was sie gefrühstückt hätte, und sie sagte, Müsli, aber nicht mit Kuh-, sondern mit Sojamilch. Man braucht die Rute nur mitschwingen zu lassen, während jemand spricht: Wenn der Auslöser des hohen Wertes dabei ist, das heißt, wenn der entsprechende Begriff fällt, schlägt sie sofort um auf einen hohen Wert. In diesem Fall zeigte sich die 7 bei dem Wort „Sojamilch", und tatsächlich war für sie auch der Begriff als solches auf 7 (man kann ja auch speziell die physische Wirkung auf den Dünndarm abfragen). Mir kam sofort die Assoziation „Reisfelder in Asien" und dazu der Satz „Reis ist Arme-Leute-Essen" – genau das war's!

Falls Sie sich wundern, dass so spontan genau das Bild des Auslösers hochkommt: Wenn man sich auf das System des zu Testenden einstellt, ist das automatisch so und geht mit zunehmender Erfahrung immer schneller, weil man sich in dessen geistiges Feld einklinkt. In diesem Feld ist ja alles gespeichert, was für denjenigen zutrifft, und man kann dort wirklich so andocken, wie man einen Sender beim Fernsehen wählt. Solange der Apparat aus ist, können noch so viele Sendefrequenzen im Äther umherschwirren, man wird nur dann ein Bild auf dem Schirm erhalten, wenn man das Gerät einschaltet und *den Sender wählt*, den man sehen will, also sich auf Empfang einstellt. Sobald sie den Glaubenssatz „Reis ist Arme-Leute-Essen" entladen hatte, ging der Wert auf dem Dünndarm zurück auf 3. So schnell kann's gehen, wenn man das Geistesprogramm findet. Die Ordnung ist sofort wiederhergestellt, weil der Grund für die „Unordnung" ausgeräumt wurde. Dann braucht man natürlich auch nichts mehr zu „stricheln".

Wenn die „Unordnung" auf physischer Ebene schon länger besteht, testet man nach dem Loslassen der Ladung auf der energetischen Ebene auch sofort den Ausgleich, es dauert aber wie gesagt eine Weile, bis die physische Struktur sich wieder einreguliert hat. Wie lange, kann man testen.

Ein anderes Beispiel: Bei einem Vortrag testete ich eine ältere Dame, deren Magen auf 7 war. Auch sie kannte kein Magenproblem, und ich ging in der Abfrage zurück. Es war März, und es kam heraus, dass der Magen seit dem 17. Februar hoch testete, und sie wusste sofort, was an diesem Tag war, denn da hatte sie ihren Geburtstag nachgefeiert. An ihrer Mimik sah ich, dass sie auch gleich wusste, was da Besonderes passiert war, und fragte danach. Sie hatte Fleisch gegessen, was sie normalerweise nicht tut. Sie hatte gegen ihre Prinzipien verstoßen, um sich ihren Gästen anzupassen, und offenbar sträubte sich Einiges in ihr dagegen. Ich testete die physische Reaktion des Magens auf das Fleisch, die nur mit 3 kam, aber die Störung durch das schlechte Gewissen kam mit 7. Wir haben bei ihr den Schock zu dem Erleben entladen, und der Magen war sofort im Ausgleich. Wenn man etwas tut, das stark gegen die eigenen Überzeugungen verstößt oder entgegengesetzt zu dem ist, was man wirklich möchte, hat das sofort Konsequenzen! Zum Thema „Faule Kompromisse" sage ich im zweiten Teil noch mehr.

Folgendes tauchte an einem Wochenende der Grundausbildung auf: Es ging um Sehprobleme, genauer: zeitweiliges Schielen, und was als geladen herauskam, war „Kimme und Korn". Es war nicht schwer, weiter herauszufinden, dass es um eine Vermeidungsreaktion ging, und zwar die, jemanden erschießen zu müssen („Erschießungskommando"). Wenn man schielt, kann man Kimme und Korn nicht klar übereinander bringen, also nicht genau zielen, und ist ungeeignet fürs Schießen. Der Körper hatte also dieses Symptom entwickelt, um dem Zwang zum traumatischen Tun zu entgehen – vermutlich, weil man in dem früheren Leben, in dem das Programm entstanden ist, selbst dafür umgebracht worden wäre, den Schießbefehl zu verweigern.

So schafft sich der Körper eine Ausrede, wenn andere Varianten entweder tödlich oder zumindest sehr gefährlich geworden wären, oder wenn die Alternative so etwas wie Schande, Ausgrenzung oder Verachtung bedeutet hätte. Auch wenn das heute nicht mehr so ist, besteht die Ladung auf der alten Erfahrung oft noch. Wir haben auf unserer Seelenreise eine Menge Abwehrstrategien entwickelt, die wir jetzt nicht mehr brauchen und verabschieden dürfen.

Und als letztes Beispiel in diesem Kapitel mit das Heftigste, was ich bisher erlebt habe: Ein ungefähr 70-jähriger Mann in meiner Ausbildung hatte über 50 hohe Werte. Es ging ihm auch insgesamt körperlich sehr schlecht, vor allem wegen seinem Diabetes. Er war schon bei allen möglichen Ärzten und Heilern bis hin zu den Geistheilern auf den Philippinen gewesen, und keiner hatte etwas an seiner Bauchspeicheldrüse feststellen können. Er war sehr verzweifelt, weil er seit 30 Jahren Diabetes hatte und fest davon überzeugt war, dass etwas mit dieser Drüse nicht stimmen kann, weil sie für den Zuckerstoffwechsel verantwortlich ist.

Es testeten 12 Narben hoch (7er- oder 8er-Werte) und unter anderem der Zuckerstoffwechsel der Bauspeicheldrüse mit 7, also erwartungsgemäß ein hoher Wert aus der Ordnung. Nach dem Entstören der höchst testenden Narbe – ein kleiner Schnitt wegen einer Venen-Operation am Oberschenkel – verblieb nur noch eine Narbe, die mit 5 testete, was schon ungewöhnlich war. Aber es kam noch Erstaunlicheres: Nachdem diese Narbe mit 5 Strichen entstört war, waren alle, wirklich alle anderen der vorher hoch testenden Werte am restlichen Körper bis auf den hohen Blutdruck-Wert unten! Der Zuckerstoffwechsel war sogar ganz im Ausgleich, testete also noch nicht einmal mehr mit einem niedrigen Wert wie 3.

Ich weiß, dass das unglaublich ist, wir haben aber mit mehreren Ausbildungsteilnehmern in der Gruppe nachgetestet, dass dieses Ergebnis stimmte. Kein Wunder, dass niemand etwas an der Bauchspeicheldrüse feststellen konnte. Der Störer lag ganz woanders. Diesem Mann kamen im Laufe des Abends immer wieder die Tränen, weil er solange vergeblich nach einer Lösung seines „Diabetes-Problems" gesucht hatte. Ein Problem mit diesem Namen gab es gar nicht, sondern der Schlüssel war die Narbenentstörung. Es ist natürlich klar, dass damit nicht die Insulinproduktion automatisch wieder funktioniert, denn nach 30 Jahren sind die Langerhans'schen Inseln auf der Bauchspeicheldrüse, die dafür zuständig sind, zerstört. Er muss also weiterhin Insulin von außen zuführen. Wäre die Narbe früher entstört worden, am besten gleich nach der Operation, wäre ihm wahrscheinlich nicht nur der Diabetes erspart geblieben, denn es sind ja sehr viele Werte mit dem Entstören der besagten Narbe gesunken.

Es ist immer wieder verblüffend, wie viele ursprünglich hohe Werte mit jedem Stricheln des jeweils verbliebenen höchsten Wertes heruntergehen. Wir sind noch weit davon entfernt, alle Zusammenhänge im Körper zu kennen. Bei meiner Ausbildung in der Akupunkt-Massage nach Penzel wurde schon gelehrt, dass alle Narben untereinander korrespondieren, aber das Beziehungsgeflecht ist noch wesentlich komplexer. Für mich ist so genial am Testen mit der Rute, dass ich diese Zusammenhänge gar nicht kennen muss, um zu testen und erfolgreich zu entstören. Es zeigt sich einfach bei jeder Abfrage, was gerade wie weit aus der Ordnung ist. Und wenn ich in der richtigen Reihenfolge die Hierarchie der Störer „abarbeite" – sprich mit Strichen oder gleich durch Entladen des dahinter stehenden Programms entstöre –, kann ich das gesamte System in sehr kurzer Zeit in den Ausgleich bringen. Und das müssen meine Ausbildungsteilnehmer mir dann auch nicht mehr einfach glauben, sondern sie können nach dem ersten Wochenende des Basis-Kurses selbst testen.

Teil II: Bewusstes Wachstum – ein Prozess

Der (manchmal kurvenreiche) Weg zu sich selbst

In diesem zweiten Teil geht es genauer um den Aspekt, was beim Loslassen der alten Seelenprogramme, dem Prozess der Befreiung, passiert.

In meinen Ausbildungsseminaren taucht immer wieder die Frage auf, wie lange es denn dauert, bis man ein bestimmtes Thema, mit dem man in diesem Leben konfrontiert ist, „zu Ende" bearbeitet hat. Ich versuche dann jedes Mal zu erklären, dass es bei tiefen Themen ein längerer Prozess ist, weil unser körperliches System es nicht auf einmal verarbeiten könnte, wenn alles gleichzeitig hochkäme, was in diesem Themenbereich je an Irritationen in all unseren früheren Leben passiert ist.

Es braucht unterschiedlich lange, die verschiedenen „Zwiebelschichten" abzubauen, und jeder muss ein gehöriges Maß an Eigeninitiative aufbringen, um seinen individuellen Weg des Bewusstseinswachstums zu gehen. Ich kann das während meiner Ausbildungsseminare immer wieder beobachten, und es hat sich als sehr förderlich herausgestellt, dass die einzelnen Kurswochenenden mit jeweils vier bis sechs Wochen Abstand stattfinden. In der Zwischenzeit kann sich sanft abbauen, was hochgekommen ist, und man ist bereit für die nächsten Schritte.

Es ist auch so, dass die Seele mehr „nachliefert“, das heißt weitere alte Themen hochspült, wenn sie einmal verstanden hat, wie diese Befreiung funktioniert, und dass ein Bereinigen der alten mitgeschleppten Negativprogramme möglich ist. Bei Einzelsitzungen ist man geneigt zu glauben, das wäre es jetzt gewesen, weil meist schon so viel Tiefes beim ersten Mal entladen wird. Das ist es aber normalerweise nicht, sondern dann schiebt entweder die darunter liegende Schicht nach oder es kommen andere Themen hoch, weil das System erfahren durfte, dass es relativ leicht geht, loszulassen, auch wenn es sich um heftige Traumata handelt. Mit den aufeinanderfolgenden Seminarwochenenden wird dieser Prozess harmonisch begleitet. Es ist wie das Zusammenfügen der Steinchen eines Mosaiks, und niemand weiß vorher, wann das vollständige Bild fertig ist.

Auch wenn ein einzelnes Neutralisieren einer emotionalen Ladung zu einem bestimmten Thema erst einmal nur wenige Augenblicke in Anspruch nimmt, präsentieren sich die Themen nur stückweise, und es braucht Zeit, um sie abzuarbeiten und damit in den Frieden zu gehen.

Man schlägt einen längeren Weg ein, wenn man sich auf die Reise des Lösens der alten Beschränkungsprogramme durch Bewusstseinswachstum begibt.

In der asiatischen Weisheitstradition wird das „Tao" genannt, was „Weg" bedeutet. Man muss sich also auf eine Reise einlassen. Auf der Seelenreise tun sich zum jeweils richtigen Zeitpunkt die verschiedenen Wege auf, die es individuell zu gehen gilt. Wann jemand welchen Weg wie weit geht, ist immer ihm selbst überlassen. Diese Entscheidung kann nur die Seele selbst treffen.

Das ist für alle Therapeuten, Heiler und sonstigen Menschen, die Hilfestellung dabei leisten, nicht immer einfach zu akzeptieren, aber eine der wichtigsten Voraussetzungen für die Begleitung.

Wir kennen den Seelenplan von anderen nicht und können immer nur da unterstützen, wo die Bereitschaft zum Hinsehen und Loslassen von Altem vorhanden ist. Hier ist Respekt gefragt!

Wann was passieren darf, entscheidet derjenige selbst. Man kann übrigens auch mit der Rute meist nichts testen, wenn derjenige das Thema noch nicht „freigibt", d. h., dass es für ihn noch nicht dran ist, weil er noch nicht bereit dafür ist, es sich anzuschauen.

Wie bei vielen anderen Heilmethoden ist die Entwicklung der CH'I-Systemik das Ergebnis meiner eigenen inneren Suche, nicht zuletzt vorwärts getrieben von langjährigen chronischen Beschwerden, von denen die Schulmedizin behauptet, ihre Verschlimmerung sei höchstens zu verlangsamen

(Polyarthritis und Psoriasis). Dass wesentlich mehr möglich ist, belegen inzwischen immer mehr Bücher und Fallgeschichten, die in vielen Medien veröffentlicht werden. Das für mich Faszinierendste dabei ist, dass inzwischen die moderne Physik immer mehr den Geist entdeckt und vieles bestätigt, was in den alten Weisheitstraditionen schon immer gelehrt wurde. Darüber habe ich ein eigenes Buch geschrieben.[13] Hier geht es um die Möglichkeiten des „Entladens" von Emotionen alter traumatischer Erfahrungen der Seele. Es funktioniert! ... nur eben meist nicht von jetzt auf gleich.

Ein Beispiel

Stellen Sie sich vor, sie hätten keinen Führerschein und wollten ihn jetzt machen. Vielleicht können Sie sich kaum noch erinnern, aber es hat diesen Zeitpunkt gegeben: Sie haben noch nie hinterm Steuer gesessen und all das koordiniert, was Ihnen inzwischen völlig selbstverständlich im Halbschlaf gelingt.

Am Anfang sah es so aus, als ob Sie das alles nie gleichzeitig auf die Reihe bekämen. Es krachte im Getriebe, der Motor ging nach dem Starten ein paar Mal wieder aus, machte beunruhigende Geräusche, und Sie kamen sich völlig beschränkt und unfähig vor. Nach und nach funktionierten

[13] Hübenthal, Ursula: „Swing Time – Fast nichts und die Folgen – Oder: Was die moderne Physik zu Energie-, Informations- und Schwingungsmedizin zu sagen hat"; Edition CO'MED, Kulmbach 2012

immer mehr Teilabläufe, aber immer noch schien die Vollendung in unerreichbarer Ferne, und Sie glaubten, man dürfe Sie nie alleine mit dem fahrbaren Untersatz auf die Piste lassen. Glücklicherweise redete jemand neben Ihnen beruhigend auf Sie ein und versicherte Ihnen, das sei alles völlig normal, und Sie brauchten lediglich etwas Geduld.

So ist das auch auf dem Weg, den man einschlägt, wenn man sich auf die Reise des Entdeckens der alten Ängste und Proteste durch Bewusstseinswachstum begibt, und das tun wir in meinen Ausbildungen. Wichtig ist, Geduld zu haben! Vieles kann sofort losgelassen, das heißt die emotionale Ladung darauf „gelöscht" werden, andere Themen tauchen aber in Varianten oder einfach aus größeren Tiefen wieder auf und wollen dann neu gesehen und auch auf dieser Ebene befriedet werden.

Ganz entscheidend ist für unser System (= unsere Körper-Seele-Geist-Einheit), nicht von alten Erinnerungen so überflutet zu werden, dass es zu viel wäre, um alles gleichzeitig abzuarbeiten. Deshalb gibt die Seele immer nur das frei, was gerade reif ist, um angesehen zu werden, und auch nur so viel, wie man verarbeiten kann. Es geht also um die passende Reihenfolge, und da liefert unser Unbewusstes genau die richtigen Hinweise zum richtigen Zeitpunkt.

Für das Loslassen emotionaler Ladungen, was durch das Bewusstseinswachstum unterstützt wird, gibt es ein Mini-

Ritual, in dem die Absicht des Loslassens bekundet wird. Manchmal testet ein Thema, das man schon bearbeitet – sprich bewusst losgelassen – hat, aber später wieder, und warum das so ist, möchte ich genauer erklären.

Beim Führerschein schien die Aufgabe zu Anfang vielleicht viel zu kompliziert und nicht zu bewältigen. So ist das oft auch, wenn ein tiefes Thema hochkommt und anfängt, einzelne Teilbilder herauszulassen. Man transformiert die geladenen Begriffe und Glaubenssätze für die Bilder, die sich jetzt zeigen, und wenn die Seele einmal gemerkt hat, dass eine Chance besteht, aufzuräumen, schickt sie immer mehr Bilder alter Erlebnisse hoch, mit denen man noch hadert. Deshalb hat sie ja inkarniert: um sich mit dem auszusöhnen, womit sie noch nicht im Frieden ist.

Also zeigen sich im Leben irgendwann zum geeigneten Zeitpunkt – auch wenn er uns vielleicht manchmal gar nicht geeignet vorkommt – die alten Wunden. Irgendjemand macht eine Bemerkung, die uns auf die Palme bringt, ein Partner verletzt uns sehr, z. B. indem er uns verlässt, oder uns wird gekündigt; vielleicht haben wir einen Auto-Unfall oder werden bestohlen – alles Dinge, die erst einmal so aussehen, als seien sie aus heiterem Himmel passiert.

Der ganz normale Wahnsinn, den wir alle kennen, oder auch wirklich heftige Erlebnisse, die uns aus der Bahn zu werfen drohen.

Auch wenn wir keine schweren Traumen in diesem Leben erfahren haben, gibt es viele davon in unserem Seelenspeicher, und es genügen oft kleine Anlässe, um große Emotionen hervorzurufen.

Wir wundern uns dann (und oft auch unsere Umgebung), dass wir auf eine Banalität so heftig reagieren, kaum zu beruhigen sind, nicht zum Einlenken bereit oder auf irgendetwas steif beharren. Meist kennen wir unsere wunden Punkte, die man nur leicht anzutippen braucht, damit etwas in uns losgetreten wird.

Wie ein Auto, so ist auch unsere Seele ein komplexes System, das man erst nach und nach durchschaut. „Auto" ist griechisch und heißt „selbst". Das Beispiel mit dem Führerschein bzw. Fahren-Lernen zeigt, dass die Dinge kompliziert sein können. Aber man muss eben auch nicht alles auf einmal durchschauen, um erfolgreich damit umgehen zu können. Die Fortbewegung klappt meist irgendwie, und je mehr ich verstehe, wie und warum etwas so und so konstruiert ist, und wie die Regeln im Straßenverkehr lauten, umso schneller komme ich ans Ziel. Ich muss allerdings auch nicht das ganze Auto nachbauen können, um das Ziel zu erreichen. Es gibt da wichtige und unwichtige Zusammenhänge, und uns geht es um die, die für das Vorwärtskommen wichtig sind.

Die Regeln im Straßenverkehr sind in Bezug auf das Bewusstsein und unser Selbst die geistigen Gesetze, und das komplizierte Ding „Auto" sind Sie. Der Fahrlehrer bin ich, und es gab Zeiten, zu denen auch ich noch keinen Führerschein hatte und auf die Bremse statt aufs Gas getreten oder das Kuppeln beim Schalten in den nächsten Gang vergessen habe. Wie in vielen Bereichen des Lebens ist der Lehrer umso besser, je mehr Erfahrung er hat, und die stellt er ganz einfach zur Verfügung.

Auch der Lehrer lernt immer noch weiter, nicht zuletzt durch seine Schüler, und je mehr Fehler er früher selbst gemacht hat, umso besser kann er sich in seine Schüler hineinversetzen. Außerdem hat der Lehrer immer selbst noch seine Lehrer, die wiederum längere Erfahrung und Spezialkenntnisse haben. Es ist ein Team, bei dem man sich gegenseitig weiterhilft. Das ist besonders deshalb wichtig, weil man bei sich selbst oft „betriebsblind" ist und, vor allem bei tief verdrängten Themen, jemand anderen von außen schauen lassen kann, der aus der neutraleren Position heraus testet.

Die roten Ampeln im System

Zur Erinnerung: Das Resonanzgesetz wirkt immer, und es funktioniert aufgrund der Ladung, die wir ausstrahlen. Das trifft für positive Gefühle genauso zu wie für negative. Wenn wir liebevoll mit uns und anderen umgehen, werden uns eher Menschen begegnen, die ebenfalls liebevoll sind. Das Problem sind die negativen Gefühle, die negatives Erleben in unser Leben ziehen bzw. den – wie ich mit vielen anderen glaube – natürlichen Fluss der Liebe verhindern.

Das sind die „roten Ampeln" in unserem System bzw. geistigen Sperren. Sie beschränken unseren Handlungs- und Entscheidungsspielraum – unbewusst! Sie dürfen auf Grün geschaltet werden, damit die Anziehung des Positiven funktionieren kann.

Bei den meisten sind noch viele Ampeln auf Rot geschaltet. Sie lassen uns manchmal verzweifeln, wieso wir schon wieder in einer bestimmten Situation getan haben, was wir „eigentlich" (bewusst) nicht wollten. So will ja z. B. bewusst niemand krank sein. Wenn man es ist, gibt es einen Grund dafür, und wenn man ihn findet und behebt, wird das Symptom überflüssig.

Die gute Nachricht ist: Man kann diese alten Ladungen (Emotionen) transformieren! Dazu gibt es eine einfache Loslass-Formulierung, die auch anders heißen könnte als die, die ich benutze. Diethard Stelzl bietet z. B. eine ähnliche an. Es geht nur darum zu begreifen, dass man selbst in einer stark emotionalen Situation diese Ladung erzeugt hat – kein Wunder, denn meist handelte es sich um ein traumatisches Erlebnis. Es kann aber auch ein Schwur ewiger Treue aus früheren Leben sein, der einem jetzt bei Beziehungen dazwischenfunkt, denn man hat dann noch eine Verpflichtung einer anderen Seele gegenüber. Die ist zwar unbewusst, wirkt aber nichtsdestoweniger.

Es ist natürlich mit tiefen Gefühlen verbunden, wenn wir verletzt wurden, und gerade tiefe Gefühle haben wir uns danach verboten, sprich unser Herz verschlossen. Viele Glaubenssätze und Gelübde fangen deshalb mit „Nie wieder ..." an. Wenn wir aber Positives in unser Leben ziehen wollen, wie Erfolg oder eine erfüllte Partnerbeziehung, funktioniert das nur über Gefühle, und wenn wir die tief vergraben haben, kann das Ersehnte nicht funktionieren.

Die Gefühle sind der Schlüssel zu allem, was wir uns wünschen, denn sie liefern die Antriebsdynamik dazu, dass etwas im Außen passieren kann! (Diesen Satz bitte noch einmal lesen.)

Ohne starke positive Gefühle wird nichts aus all den Träumen werden, die wir haben. Deshalb sollte man es wagen, den Schlüssel zu seinem Herzen wieder hervorzuholen, egal, wie gut man ihn versteckt hatte. Das geht, wenn man die alten Ängste, also die mit dem Thema bisher verbundenen negativen Gefühle, befreit.

Die Seelenreise

Um dem Glauben darüber vorzubeugen, dass man mal eben entlädt, und alles ist erledigt, sei gesagt, dass das zwar der Fall sein kann – und ich will ganz bestimmt nicht die Erwartungshaltung füttern, es sei immer alles kompliziert und langwierig –, aber oft ist das Problem etwas hartnäckiger. Wir haben meist viele Erfahrungsrunden hinter uns, und unsere Seelenreise, ob auf der Erde, auf anderen Planeten oder in geistiger Form, dauert schon lange! Wir haben fast alles in irgendeiner Variante erlebt: Mord, Verhungern, Krieg, Gefangenschaft, Verlust der Familie ... hier können jetzt alle Themen genannt werden, die traumatische Erlebnisse zur Folge haben können. Meist geht es um Vernichtung in irgendeiner Form oder großen Schmerz, auch in Bezug auf die, die man geliebt hat.

Mal eben schnell ein großes Angstthema beseitigen, das man seit Langem mit sich herumschleppt, beruht auf einer naiven Vorstellung davon, wie unsere Seelenreise funktioniert.

Diese Illusion ist genährt von der uneingestandenen Hoffnung, nicht mehr genau hinsehen zu müssen. Das ist verständlich, weil es nun mal ein traumatisches Erleben war; sonst hätten wir es nicht noch immer in unserem Seelen-Gepäck. Wir haben Angst, wieder damit konfrontiert zu werden und den Schmerz noch einmal spüren, und wollen ausweichen. Das ist aber nicht der Sinn der Seelenreise. Wenn wir wieder ein Thema präsentiert bekommen, und da ist noch Ladung, die bearbeitet werden will, ist der Friede damit noch nicht erreicht; die Seele erlaubt uns dann kein Ausweichen, weil das dem Ziel des Bewusstseinswachstums zuwider liefe. Wir müssen da nicht spekulieren, sondern können ganz einfach testen, worauf das noch zutrifft. Wie gesagt: Vieles ist erledigt, und beschäftigen sollte man sich nur mit dem, was noch Resonanz erzeugt.

Was noch bewusst werden will – und auch bewusst losgelassen –, hängt davon ab, was für das Bewusstseinswachstum erforderlich ist. Das weiß jede Seele individuell für sich.

Manchmal reicht es, ein Thema in allgemeiner Formulierung, also relativ abstrakt loszulassen, manchmal will die alte Geschichte noch detailliert gesehen werden. Man versteht einfach sehr vieles in seinem Leben, wenn man erkennt, was man erlebt hat. Das hilft wieder dabei, in den Frieden damit zu kommen.

Was wir sicher nicht mehr müssen, ist, das Ganze noch einmal vollständig zu durchleben. Es ist auch nicht zwangsweise so, dass der Schmerz bei der Erinnerung (dem „Hochholen") noch einmal gespürt wird, es kann aber passieren. Es geht um Bewusstwerdung, und das, was dazu nötig ist, bestimmt die Seele selbst. Sie lässt genau so viel heraus, wie sie braucht, um ganz loslassen zu können. Man muss sich keine Sorgen machen, ob man etwas auch erledigt hat, wenn man nicht wieder ins Drama gegangen ist. Wenn sich keine Bilder zeigen, geht es ohne. Man kann außerdem mit der Rute testen, ob wirklich dauerhaft losgelassen wurde.

Robert Betz sagt dazu: Jedes Thema wünscht sich liebevolles Angenommen-Sein; vorher kann man nicht loslassen, weil man es gar nicht als vorhanden akzeptiert hat. Das ist eine wichtige Erkenntnis! Es geht um bejahendes Fühlen, was da ist, denn es ist ja da! Es zu leugnen ist zwecklos. Was wir lernen durften, will gewürdigt werden, dann kann man in Liebe loslassen. Auch im dritten Band von „Gespräche mit Gott" von Neale Donald Walsch heißt es: „Du kannst nicht verändern, was du nicht akzeptierst."

Es gibt plötzliche weitgehende Befreiung, aber dazu muss man sich auf einer sehr hohen Schwingungsfrequenz befinden, großes Vertrauen besitzen und wirklich in der Liebe und Akzeptanz mit sich sein und dem, was sich im Außen zeigt. Das ist zumindest jetzt noch nicht so sehr weit verbreitet. Darauf zielen viele Meditationstechniken ab, und Spontanbefreiungen sind möglich, aber selten. Auf je höhere Schwingungsebenen wir uns begeben, umso schneller wird es gehen.

Abdi Assadi schreibt in einem Artikel mit dem Titel „Nachhaltige Therapie braucht Zeit", dass in der heutigen schnelllebigen Zeit erwartet wird, es gebe Heilung so schnell wie einen Internet-Zugang oder das Buch mit der Sofortlösung. Auch der Besuch eines Wochenendseminars bewirkt meist nur kurz andauernde Euphorie und eine schnell wieder abklingende Motivation zum Ändern der alten Gewohnheiten und hat damit nur einen vorübergehenden Effekt. So erreicht man keine dauerhafte Veränderung, und die ist nötig, wenn man die alten Muster loswerden will.

Assadi bestätigt, warum ich diesen Teil II meines Buches schreibe: „Die Tatsache, dass es sich bei einer gründlichen Veränderung um einen Prozess handelt und nicht um ein

Ereignis, wird heutzutage [...] oft unterschlagen." Es gibt so etwas wie ein „Tauziehen" zwischen dem Wunsch, das alte Muster zugunsten eines erfüllten Lebens loszulassen, und der Angst vor dem, was dabei an Verletzung bewusst wird. „Die Sache mit der Selbstfindung braucht Zeit", aber der Weg lohnt sich, denn: „Dieses Bewusstsein [der alten Muster, die wir loswerden wollen] ist der erste Schritt zurück zu sich selbst"!

Noch einmal: Es gibt unterschiedliche Ebenen des Geschehens, und meist hat man zu den großen Hauptthemen in verschiedenen Inkarnationen ähnliche, leicht anders gelagerte Erleben gehabt. Aufgrund der verschiedenen Aspekte gibt es um das „Hauptthema" herum mehrere Randthemen, die aber auch alle in sich wieder heftig geladen sein können. Die Dimensionen, um die es dabei geht, werden den meisten erst im dritten Modul meiner Ausbildung klar. Es ist deshalb wichtig, darauf zu reagieren, wenn sich wieder etwas meldet. Man spürt sehr genau, wann etwas noch wirkt, weil man ganz einfach mit emotionaler Ladung auf die entsprechenden Auslöser reagiert und das auch testbar ist. Dabei reichen ganz banal erscheinende Ereignisse, um heftige Reaktionen zu triggern.

Man kommt oft nicht sofort an die Ur-Situation, in der das Muster seinen Anfang genommen hat. Das ist immer eine heftige Geschichte, und wenn die Ladung einmal da ist und damit die Resonanz, macht man in den weiteren Leben ähnliche Erfahrungen. So entsteht die „Zwiebel", die dann abgeschält werden darf. Wenn man an die Schlüsselsituation herankommt, darf das Thema sich ganz erledigen.

Mit der Zeit spürt man immer schneller, wo noch etwas versteckt ist. Und weil man inzwischen weiß, wie einfach es ist, loszulassen, wenn man denn das Thema richtig benennen kann, wird es zunehmend leichter, und man entwickelt immer mehr Humor seinen „Macken" gegenüber. Während man sich zu Anfang selbst noch regelmäßig „niedermacht" und für unzulänglich hält, reagiert man mit der Zeit immer gelassener und transformiert einfach! Jede Beschimpfung oder wie auch immer geartete Verurteilung des eigenen Verhaltens raubt nur Energie. Egal, was man bei sich mit Angst oder Wut Belegtem aufdeckt – es war zu dem Zeitpunkt, als der entsprechende Seelenpakt mit sich selbst geschlossen wurde, eine Schutzreaktion! Ob es Seelenpakt, Schwur, Versprechen oder Gelübde heißt, ist egal. Entscheidend ist, dass es ein *Glaubensmuster* ist, das wir noch mit uns herumtragen. Je genauer man die alte Geschichte herausfindet, umso eher kann man erkennen, *dass diese Reaktion sinnvoll war*. Und das macht es wiederum leichter, mit dem Selbstverurteilen aufzuhören.

Das wird unterstützt durch die Arbeit in der Gruppe. Man merkt, dass die anderen genauso ihre wunden Punkte haben. Einige Themen sind mehr, andere weniger offensichtlich, und auch die Menschen, von denen man anfangs gedacht hat, sie hätten ihr Leben gut im Griff, zeigen, was da alles noch im Verborgenen schlummert. Auch kommt man dadurch, dass die Themen bei den anderen aufgedeckt werden, noch auf eigene, ähnliche, und kann gleich wieder mit loslassen. Die Erfahrung zeigt, dass der Prozess in der Gruppe viel effektiver ist als Einzelarbeit.

Was man tun sollte: Alle Begriffe, die in der Loslass-Formulierung vorkommen, daraufhin testen, ob sie für jemanden geladen sind. Wenn das der Fall ist, müssen diese Begriffe zuerst geklärt werden, damit das Transformieren funktioniert. Anfangs habe ich es „Loslass-Formel" genannt, weil viele aber schon auf den Begriff „Formel" reagiert haben, habe ich den Text irgendwann in „Loslass-Absichtsbekundung" umgetauft.

Die alten Gewohnheiten sitzen tief

Bei den meisten dauert es eine Zeit, bis sie begreifen, wie leicht das Loslassen sein kann, wenn sie nicht immer wieder von sich aus ins Drama gehen. Es ist kein Wunder, wenn man das tut, denn das Gefühl des Nicht-Wertes, der Unzulänglichkeit, des Verlassenseins oder was immer das zentrale Thema ist, schleppt man meist schon viele Leben mit sich herum. Entsprechend sind die Muster, damit umzugehen, gut eingeübt, und auch die Erwartung immer derselben Erfahrung bedingt, länger in den negativen Energien stecken zu bleiben, als das nötig wäre.

Das Schwierigste ist erfahrungsgemäß das Einüben des neuen Gefühls der Freiheit mit den entsprechenden „angemessenen" Reaktionen. Das ist genau der Bewusstseinsakt, um den es geht.

Entladen ist nur die halbe Miete! Solange man im alten Gefühl bleibt – und das ist einfach die alte Gewohnheit –, ändert sich nicht viel, auch wenn man das Thema losgelassen hat.

Ich erlebe es immer wieder in den Seminaren, dass jemand gerade die Loslass-Bekundung ausgesprochen hat und gleich danach wieder formuliert: „Bei mir ist es immer so und so ...", oder „Ich kann nie ...". Dann sage ich sofort: „Stopp! Das *war bisher* bei dir so. Jetzt gilt es, neu hinzuspüren, wenn du in eine Situation kommst, die vorher mit Angst oder Wut besetzt war. Du musst neu hinschauen, wie du dich jetzt fühlst, wenn du in der entsprechenden Situation bist, und die Veränderungen bewusst wahrnehmen, die jetzt möglich sind, Schritt für Schritt!" Das heißt, man *muss* natürlich nicht, man *kann* das aber jetzt, und dann wird das Leben leichter!

Man stelle sich vor, man hat Jahrzehnte in einer Wüstenregion gelebt und ist nur Kargheit gewohnt. Das Wasser ist knapp, und für alle Nahrung, die man dem Boden abringt, muss man hart arbeiten. Alles ist immer nur trocken und staubig. Jetzt wird man in den Garten Eden versetzt, in dem überall Wasser sprudelt und die Früchte von den Bäumen fallen. Vielleicht würde man sich immer wieder fragen, ob man träumt, aber man würde wohl nicht die Früchte, die einem vor die Füße fallen, liegen lassen in der Erwartung, dass irgendwo noch ein Feld kommt, dass man beackern muss. Es würde auch niemandem helfen, die Frucht ungenutzt verfaulen zu lassen. Eine so große Änderung der Lebensumstände muss man erst überhaupt einmal für möglich halten. Die „Früchte", die man nach dem Loslassen jetzt haben darf, sind aber oft geistiger Art und deshalb nicht so leicht zu erkennen. Es braucht schon Bewusstsein, um Gelegenheiten wahrzunehmen, die sich plötzlich bieten, wie z. B. der Traumjob. (Wenn man den sucht, sollte man auch schon so etwas tun wie Stellenanzeigen zu lesen!) Und vor allem braucht es Bewusstsein, um kontinuierlich am Ändern der alten Gewohnheit zu arbeiten. Dazu ist Austausch mit Gleichgesinnten sehr hilfreich; die meisten brauchen hier Begleitung, und regelmäßiges Auffrischen der neuen Gedankenmuster durch jemanden, der sie verinnerlicht hat.

Ich rate hier übrigens dazu, nicht zu denken: „Ich muss mich verändern." Jedes Muss macht wieder Stress und erzeugt höchstens neue Blockaden. Es geht darum zu akzeptieren, dass alles, was bisher war, einen Grund gehabt hat. Jedes Geistesprogramm ist aufgrund einer Erfahrung entstanden und hatte meistens Schutzfunktion. Jetzt bin ich aber nicht mehr in der Situation des kleinen Kindes oder einer bedrohlichen Gefahr als Strafe für etwas, für das ich in einem früheren Leben vielleicht geköpft oder verbrannt worden bin, und kann deshalb dieses Programm entlassen. Ich habe die Wahl!

Es gibt viele Mentaltrainingsmethoden, bei denen in kleinen Schritten mit dem Klienten neue Verhaltensweisen eingeübt werden. Wenn man – um das oben gebrauchte Bild zu benutzen – die Batterie entlädt, die das alte Verhaltensmuster bisher gesteuert hat, geht das wesentlich schneller.

Es ist Arbeit, das Neue einzuüben, und das macht sich an lauter kleinen Dingen im Alltag fest. Wenn man es hier nicht übt, wird es bei größeren Aufgaben sicher nicht funktionieren. Es geht darum, in den Situationen, in denen man bisher mit Angst oder Wut reagiert hat, einen Schritt zurückzutreten und genau hinzuspüren, ob die alte Emotion noch so heftig auftaucht wie bisher. Genau das muss sie nicht mehr, weil die Ladung neutralisiert ist. Wenn ich aus Gewohnheit wieder in das alte Muster falle, wird sich nicht viel ändern. Ich kann jetzt bewusst mit dem Thema umgehen, wenn es mir wieder in irgendeiner Gestalt begegnet, und schauen, ob es sich diesmal nicht anders anfühlt, eben weniger bedrohlich.

Meist wird es so sein, dass noch ein Teil der alten Emotionen hochkommt, aber bei jeder nächsten Situation wird das weniger. Je besser ich es schaffe, innezuhalten, bevor ich im Außen reagiere, hinzuspüren und zu merken, dass es sich jetzt anders anfühlt, umso eher komme ich in die Neutralität zum Thema – was natürlich auch heißt, dass ich sehr viel angemessener reagieren kann und damit mir und allen Beteiligten weniger Stress verursache.

Ein gutes Beispiel ist die Angst vor Hunden, weil man als kleines Kind gebissen worden ist. Natürlich hat man damals geschrien, hatte panische Angst und es war traumatisch. Vielleicht hat man jetzt noch die Wunde von dem Biss, und manchmal testet sogar ein Schock in der Narbe. Wenn man aber inzwischen 1,80 m groß ist, ein Kreuz wie ein Kleiderschrank hat und Herzrasen bekommt, wenn auf der anderen Straßenseite jemand mit einem Dackel an der Leine spazieren geht, dann ist das ganz sicher nicht mehr angemessen, und man möchte diese Ängste loswerden.

Nach dem Loslassen der Ladungen auf dem alten Erleben als Kind und dem Transformieren des – meist noch im Körper sitzenden – Schocks kann man jetzt ausprobieren, wie man reagiert. Vielleicht beobachtet man einfach, dass der Blutdruck bei der nächsten Begegnung mit einem Hund weniger stark ansteigt. Wenn das so ist, hat man die Bestätigung, dass sich etwas geändert hat. Das ist entscheidend, um Vertrauen zu gewinnen. Dann muss man beim nächsten Mal vielleicht nicht mehr die Straßenseite wechseln, wenn einem jemand mit einem Hund entgegenkommt. Und wenn das klappt, kann man vielleicht versuchen, einen kleinen Hund zu streicheln. So tastet man sich schrittweise heran. Das machen viele Verhaltenstherapien, es geht aber wie gesagt viel schneller und ist mit weniger Ängsten verbunden, wenn vorher das Trauma neutralisiert wurde.

Wenn man das nicht so bewusst angeht, wirkt die alte Gewohnheit und hält einen im alten Muster fest. Dann dauert die Befreiung wesentlich länger. Es ist wie bei einem riesigen eisernen Schwungrad: Wenn man den Antrieb abschaltet, dreht es sich noch lange weiter, bis es von selbst zum Stillstand kommt. Wenn man zusätzlich auf mehreren Ebenen parallel Bremsen einsetzt, bleibt es schneller stehen!

Wiederholung ist das Gesetz des Lernens

Das Motto heißt: Dranbleiben! Entwicklung ist ein Prozess, und das heißt, sie braucht Zeit! Die alten Muster umzutrainieren erfordert klare Bewusstseinsarbeit. Entwicklung braucht außerdem Kontinuität! In meinen Seminaren sind die Menschen meist sehr inspiriert und gehen mit glänzenden Augen nach Hause, die Frage ist nur, wie lange diese Energie im Alltag anhält. Es hilft sehr, Bücher zu lesen und Vorträge zu hören, die die neuen Erkenntnisse bestärken und weiterführen. Im Englischen heißt es, Entwicklung braucht repeat, relate, reframe – also Wiederholung, Bestätigung durch das Umfeld (Familie, Freunde) und eine neue Ausrichtung. Das Einüben des Neuen erfordert viel Bewusstheit, also alles andere als „Alltagstrott". Wenn die Umgebung negativ gegenüber den eigenen neuen Überzeugungen und Verhaltensweisen eingestellt ist, ist es schwerer, dran zu bleiben, als wenn man dabei unterstützt wird.

Nicht alle in der Umgebung freuen sich darüber, wenn man stärker und unabhängiger wird, oder gar beruflich ganz neue Wege geht und Dinge tut, von denen die anderen nur zu träumen wagen. Wenn jemand sich selbst neu ausrichtet, ist das für andere Menschen oft bedrohlich, weil man mit seinen Verhaltensweisen nicht mehr so kalkulierbar und auch manipulierbar ist wie vorher. Man bekommt oft starken Gegenwind zu spüren, der einen aber auch stärken kann, weil man umso mehr gefordert ist, klar Stellung zu beziehen und eindeutige Entscheidungen zu treffen. Faule Kompromisse sind da kontraproduktiv. In „Gespräche mit Gott" von Walsch heißt es: „Die meisten Leute mögen es nicht, wachgerüttelt zu werden. Sie wollen lieber weiterschlafen." Sie reagieren dementsprechend heftig, wenn man sie weckt, indem man selbst tut, was sie sich heimlich wünschen. Auch Roy Martina bestätigt: „Erfolg heißt, es hinzunehmen, dass andere Sie kritisieren, Sie zurückhalten und/oder Ihr persönliches Wachstum einschränken, und Sie entscheiden sich dennoch für das, was Sie für richtig halten. (Veränderung ist auch eine Bedrohung für Ihre Umwelt.)"

Und: Entwicklung braucht den Mut, Fehler zu machen! Das geht nur außerhalb der „Komfort-Zone", soll heißen, man muss die eingefahrenen Pfade verlassen. Auch wenn die alten Gewohnheiten mit Leiden verbunden sind, werden sie nicht selten nur ungern aufgegeben, denn immerhin kennt man sich mit ihnen aus und hat irgendwie gelernt, damit zu leben. Wenn sich Grundlegendes ändern soll, müssen neue Wege ausprobiert werden. Es ist klar, dass die nicht immer auf Anhieb mit Leichtigkeit zu begehen sind. Deshalb sollten neue Verhaltensmuster bewusst trainiert werden.

Dabei passieren unweigerlich sogenannte Fehler, aber genau daraus lernt man, wie es weitergeht.

Ohne diese vermeintlichen Fehler gibt es keine Entwicklung.

In dem Buch „Passion Test – Entdecken Sie Ihre Leidenschaft" von Janet Bray und Chris Attwood werden Beispiele von Menschen genannt, die viel Mut und Geduld haben mussten, bis sie erfolgreich in dem waren, was sie erreichen wollten. Es hat sich aber immer gelohnt.

Es ist oft eine Frage der Schmerzgrenze, wann man endlich den Mut aufbringt, etwas zu ändern. Viele ertragen erstaunlich viel Schmerz, bis sie tun, was unweigerlich ansteht, z. B. wenn es darum geht, sich von einem Partner zu trennen. Auch wenn man im falschen Job steckt und es kaum aushält, ist oft eine schwere gesundheitliche Krise nötig, um zur Einsicht zu gelangen, dass hier ein Schlussstrich gezogen werden muss. Bei den meisten verhindern Existenzängste, dass sie kündigen, obwohl sie, wenn sie ehrlich sind, spüren, dass es viel gefährlicher ist, so weiter zu machen wie bisher. Der Körper setzt dann irgendwann das „Stopp!" und legt einen flach, sei es durch einen Unfall oder eine schwere Krankheit. Herzinfarkte kommen nicht über Nacht. Es hat eine lange Vorlaufzeit, bis der Körper einen mit rigorosen Mitteln zwingt, innezuhalten und neu nachzudenken. Hier ist Clemens Kuby mit seinen Büchern ein wunderbares Beispiel. Auch die Vorträge von Robert Betz kann ich dazu nur wärmstens empfehlen.

Auch Restladungen schränken den Entscheidungsspielraum ein

Manchmal waren die Situationen sehr extrem, in denen man in einem früheren Leben das Programm gesetzt hat, was jetzt losgelassen werden kann, und man wundert sich, dass man sein jetziges Leben in diesem Bereich bisher doch einigermaßen gut hinbekommen hat. Das liegt daran, dass diese alten Programme nicht mehr zu 100 % wirken müssen. Es reicht aber schon zur Einschränkung der Lebensqualität aus, wenn sie nur noch abgeschwächt vorhanden sind, denn dann glaubt ein Teil von mir immer noch das, was das Programm besagt, und auch diese Begrenzung darf losgelassen werden.

Die Frage ist, welche Resonanzschienen noch offen sind. Deshalb wirken die Methoden, mit denen man sich aus dem kosmischen Feld per Wünschen etwas in seine Realität zu holen versucht, bei einigen wunderbar, während es bei anderen heftige Prozesse in Gang setzt oder Probleme auftauchen. Gregg Braden sagt in seinem Buch „Der Realitäts-Code“: „Wir leben in einem Feld intelligenter Energie. [...] Wenn wir unsere Überzeugungen über unseren Körper und unsere Welt verändern, übersetzt die göttliche Matrix diese Veränderungen in die Wirklichkeit unseres Lebens“ – und wieder gilt: wenn es denn keine unbewussten Überzeugungen gibt, die dem entgegen sprechen, was ich bewusst wähle. Der Kosmos stellt uns immer alles zur Verfügung. Wenn wir nicht haben, was wir uns wünschen, dann sind wir es, die die „Lieferung" verhindern, wie Bärbel Mohr es ausgedrückt hat. (Das gilt allerdings nur für Herzenswünsche! Wenn unsere Motivation z. B. für ein tolles Auto ist, jemanden zu beeindrucken, wird das Universum das nicht unterstützen.) Die „göttliche Matrix", wie Gregg Braden es nennt, übersetzt einfach *alles* in unsere Wirklichkeit, was stark emotional geladen ist – positive wie negative Überzeugungen, bewusste und unbewusste – eben durch das geistige Gesetz der Resonanz.

Der Motor ist die Emotion, und wir bekommen immer das gespiegelt, was die Motivation hinter dem Wunsch ist. Deshalb kommt nicht immer das beim Wünschen heraus, was wir uns vorgestellt haben. Auch unbewusste Motivationen können sehr stark sein, wie z. B. Ängste. Noch einmal: Wir brauchen uns nur unsere Lebensrealität anzusehen, um herauszufinden, welche Gefühle da im Hintergrund wirken. So kommen wir uns selbst auf die Spur und können bewusst ändern, was wir ändern möchten.

Letztens sagte eine meiner Kursteilnehmerinnen am Ende der Grundausbildung: „Endlich suche ich nicht mehr. Ich weiß, ich bin angekommen. Den Raum, der die Türen hat, die noch kommen, sehe ich noch gar nicht, aber ich weiß, dass ich sie öffnen können werde!" Sie meinte damit die

Türen, die zu neuen Räumen führen, die sie dann mit den von der CH'I-Systemik gelieferten Schlüsseln erobern kann. Am Ende der Grundausbildung, das heißt nach dem fünften Wochenende, sind die Meisten so weit, dass sie die Möglichkeiten des Testens und Transformierens verinnerlicht haben. Ab jetzt ist es nur noch eine Frage dessen, welche Fragemöglichkeiten einem einfallen, um die gesuchten Blockaden zu finden. Durch Abchecken der verschiedenen Möglichkeiten, in welche Richtung die Suche erfolgreich ist, lässt sich die Antwort immer mehr einkreisen. Einige fangen schon nach dem ersten Basisseminar an zu erahnen, was man alles herausfinden kann; spätestens im dritten Kurs wird es allmählich zur Routine, wie man geschickt fragt.

Die Rolle des Schmerzes

In seinem Buch „Der Realitäts-Code“ sagt Gregg Braden: „In den alten spirituellen Traditionen werden wir aufgefordert, in uns Raum zu schaffen für diese Lebenskraft, von der alles abhängt. Um lange und gesund zu leben, müssen wir die beschränkenden Überzeugungen heilen, die unseren Verletzungen zugrunde liegen.“ Er bestätigt, dass wir in unserer Umgebung die Spiegelungen unserer Überzeugungen finden: „... in unseren Beziehungen, Berufslaufbahnen, in unserem Wohlstand und in unsrer Gesundheit. Wenn wir diese Bereiche ändern wollen, müssen wir einen Weg finden, die Grenzen der Überzeugungen zu transzendieren, die sie erzeugt haben.“

Es ist der Schmerz (egal ob physischer oder seelischer), der uns zeigt, wo es noch etwas für unseren Geist zu tun gibt, weil wir noch nicht die Räume eingenommen haben, die zu entdecken wir hier auf die Erde gekommen sind.

Eine Definition von Schmerz besagt, dass er zeigt, dass man nicht lebt, was gerade gelebt werden sollte. Man agiert also mit dem, was man gerade tut, *gegen sich selbst*. Fragen Sie sich einmal ehrlich, was Sie alles gegen Ihre Überzeugungen tun, und vor allem, was Sie alles tun, obwohl Ihnen Ihr Herz (sprich Ihr Gefühl) sehr deutlich signalisiert, dass es nicht stimmig für Sie ist!

Für das Transzendieren der bisherigen Grenzen dessen, was wir uns erlauben (und wozu wir uns erlauben, „Nein" zu sagen!), ist das *bewusste* Einnehmen der neuen Räume entscheidend, sprich die neuen Möglichkeiten der Wahl zu nutzen, die wir nach dem Loslassen haben. Dazu muss man aber erst einmal den Mut haben, sich die alten „Leichen im eigenen Keller" anzusehen. *Wann* da *was* dran ist, zeigt uns das Leben.

Es ist spannend zu beobachten, wie die Menschen reagieren, wenn man ihnen sagt, dass sie eine Wahl haben. Manche sind gar nicht begeistert von diesem Gedanken, weil sie dann die Verantwortung für ihr Leben übernehmen müssen. Es ist sehr viel einfacher, die Schuld jemand anderem zuzuschreiben, nur: Dann ändert sich nichts!

Man wird nach der Lösung eines Themas noch einige Male damit konfrontiert, um prüfen zu können, ob man jetzt im Frieden mit der Situation ist, oder ob es noch etwas zu tun gibt. Bartlett sagt, das Universum fragt mit den Schwierigkeiten beim Umsetzen eines Vorhabens „Bist du wirklich sicher?", damit wir merken, ob es wirklich ein Herzensanliegen ist und wir es ernst meinen. Wenn wir nur glauben, etwas schon hinter uns – sprich ein Problem überwunden – zu haben, wird das sehr schnell deutlich. Wir werden dadurch gefordert, die neuen Bewusstseinsebenen wirklich ganz zu betreten und die neuen Räume ohne Wenn und Aber für uns einzunehmen.

Letztens befragte mich jemand zu seinem „Fülle-Verhinderungs-Thema", weil er immer Probleme mit Geld hatte. Er arbeitet in seinem Beruf schon lange sehr viel, erwirtschaftet dabei aber nicht das entsprechende Einkommen, obwohl er schon viel an sich zu diesem Thema gearbeitet hat. Ich testete meine „Spezialliste" zu Fülle – Reichtum – Berufung – Erfolg und fand unter anderem eine hohe Ladung auf dem Begriff „Zahltag". Das könnte z. B. einen Zusammenhang haben wie den, dass man nie den angemessenen Lohn bekommen hat, oder dass in einem früheren Leben der Mann immer sofort nach Auszahlung den Monatslohn in der Kneipe gelassen oder verspielt hat, während man selbst als Mutter bis zur Erschöpfung arbeitete und nicht wusste, wie man seine Kinder durchbringen soll.

In diesem Fall hatte ich aber sofort ein Bild wie in einem klassischen Western, in dem jemand verurteilt wurde, weil er entweder Komplize bei einem Bankraub war, während der Kollege ihn gelinkt hat und mit der Beute verschwunden ist, oder er durch Falschaussage unschuldig sitzen musste, während der andere ungeschoren davongekommen ist. In beiden Fällen würde der Betroffene es ja als riesige Ungerechtigkeit empfinden. Ich spürte sofort die Energie eines Rachegedankens wie: „Warte, bis ich wieder draußen bin, dann wirst du für deine Hinterhältigkeit bezahlen!" Dass etwas in der Richtung tatsächlich passiert war, konnte ich auch testen.

Und dann erzählte mir derjenige, dass er in diesem Leben schon einmal um sehr viel Geld betrogen worden ist. Als der Betrüger ihm anbot, die Hälfte zurückzuzahlen, hat er abgelehnt und ging vor Gericht, um die ganze Summe einzuklagen. Mit weniger wollte er sich nicht zufriedengeben. Was passierte? Durch widrige Umstände hat er den Prozess verloren, obwohl er im Recht war.

Es ist typisch, dass den Menschen aus diesem Leben Dinge einfallen, die der alten hochgeholten Geschichte ähneln. Hier war der Grund, dass es noch die große Ladung auf dem Rachegedanken gab. Eine große negative Emotion, die das Universum spiegelt! Wenn man einen solchen geladenen Gedanken des Ungerecht-behandelt-worden-Seins mit sich herumschleppt, bekommt man genau das immer wieder serviert, was vordergründig als „Ungerechtigkeit" erscheint.

Unangenehm, aber geistiges Gesetz. Anders ausgedrückt: Solange das Rechnerprogramm „Ungesühnte Ungerechtigkeit" noch läuft, wird der Film dazu abgespielt – in so vielen Varianten, wie nötig, um den eigenen Anteil daran zu erkennen.

Man erlebt so lange die Bestätigung der negativen Glaubenssätze, bis man gelernt hat, gelassen mit dem Thema umzugehen. Sobald man die Ladung transformiert hat, hört das negative Erleben in diesem Bereich auf.

Vielleicht hilft folgendes Bild: Wenn man sich die verschiedenen Realitätsebenen wie einzelne dreidimensionale Netze vorstellt, die ineinander verschachtelt sind, dann *können* sich die einzelnen Linien und Knotenpunkte dieser Netze berühren, sie *müssen* es aber nicht (das geht, weil die „Räume" zwischen den Linien, die die Knotenpunkte miteinander verbinden, ja frei sind und andere Linien in diesen Freiräumen verlaufen und auch in den Zwischenräumen ihre Knotenpunkte haben).

Jetzt kann man sich vorstellen, dass man *wählen* kann, auf welche Realitätsebene man sich begibt, und auch, mit welchen Matrices man sich verbindet!

Man beachte, dass bei diesem Bild das eine Netz nicht räumlich höher vorgestellt wird als das andere, sondern eher als ein parallel laufendes. Das eine Netz kann feiner bzw.

schneller schwingende Fäden haben als ein anderes (wir sagen dann „höher schwingen", aber das muss eben nicht in einer räumlich höher liegend gedachten Ebene sein) oder auch sehr viel mehr Verknüpfungen aufweisen. Wenn ich als kompliziertes Geflecht verschiedener Netze, die gerade mein Seinsgefühl ausmachen und mich als „ich" empfinden lassen, Kontakt zu einer anderen Matrix aufnehmen will, mit der ich noch nicht verbunden bin, kann ich das, muss es aber nicht, so wie auch zwischen Nerven neue Dendriten wachsen und mit ihren Synapsen andocken können, wodurch ein immer dichter werdendes Geflecht entsteht. Ich kann aber auch geknüpfte Verbindungen wieder lösen, so wie sich Nervenverbindungen abbauen können.

Dieses Lösen von alten Verbindungen ist entscheidend, um schmerzhaftes Erleben nicht ständig zu wiederholen. Ich kann die Realitätsebene wechseln, indem ich meine Bewusstseinsebene wechsle!

Loslass-Verhinderer

Das kurze Loslass-Ritual ist umso effektiver, je spezifischer der Zusammenhang benannt ist. Mit dem Entladen eines Oberbegriffs ist vielleicht *eine* Ampel auf Grün geschaltet, aber es können auf dem Weg in diesem Lebens- bzw. Themenbereich weitere rote Ampeln auftauchen, die noch auf Grün umgeschaltet werden wollen. Die Metapher mit dem

Autofahren ist wieder gut geeignet, weil die griechische Vorsilbe „auto" übersetzt „selbst" heißt; es geht ja um das eigene Selbst und dessen Fortbewegung auf dem Seelenweg.

„Fortbewegung" heißt hier „Bewusstseinsentwicklung", und diese Entwicklung hat letztendlich nichts Geringeres als die Meisterschaft zum Ziel. Diese Meisterschaft gibt es wieder auf verschiedenen Ebenen, und auf allen Ebenen erfordert sie die Überwindung der negativen Emotionen – je höher die Ebene der Meisterschaft, umso größer ist die Herausforderung der Akzeptanz für das, gegen das man die negativen Emotionen hegt. Außerdem beinhaltet Meisterschaft – nicht nur nach meiner Sicht der Dinge – die Erkenntnis, dass es so etwas wie Schuld nicht gibt (das ist so eine der größeren Herausforderungen). Dazu später mehr.

Auch kann es sein, dass eine Ampel zwar auf Grün steht, aber wir trotzdem nicht weiterfahren können, weil noch viele andere Autos (= Seelenverträge des Selbst) davor stehen, es also eine Art Stau gibt. Das hieße dann, dass es andere Programme gibt, die vorher entladen werden müssen, weil sie übergeordnet sind (Programme auf Meta-Ebenen). In diesem Fall kann die Transformation auf der Ebene darunter erst funktionieren, wenn diese beseitigt sind.

Außer Meta-Programmen gibt es auch noch so etwas wie „Wächter auf den Kisten", in denen wir unsere verdrängten Inhalte gut weggeschlossen haben. Das ist bei starken Traumata der Fall, auf die wir mit „Das will ich nie, nie wieder erleben!" oder „Damit will ich nie wieder konfrontiert werden!" reagiert haben, vielleicht auch, weil wir selbst einmal in der Täterrolle waren und uns für unser eigenes Handeln stark verurteilt haben. Dann ist das entsprechende Programm solange nicht testbar, bis man den Wächter entlassen hat. Es kann auch „Siegel" geben, sodass man zuerst die Versiegelung lösen muss, bevor man an das Programm kommen kann, und noch andere vorgeschaltete „Versteck-Programme". Auch sie lassen sich per Testen finden, und es gibt spezielle Listen für diese raffinierteren Verbote, ein Programm überhaupt erst einmal zu finden.

Es lassen nicht alle beim Benutzen der Loslass-Formulierung wirklich ganz los. Sehr kopfbestimmte Menschen entladen oft nur „in der oberen Hälfte", und ich habe herausgefunden, dass das Darmhirn miteinbezogen werden muss. (Wie weit jemand losgelassen hat, kann man wiederum testen.) Es gibt inzwischen mehrere Veröffentlichungen über das Darm- bzw. Bauchhirn. Damit ist nicht das neuronale Netz gemeint, das für die Peristaltik zuständig ist, sondern es gibt noch ein weiteres separates Nervengeflecht, das mehr Neuronen als das Kopfhirn hat. In diesem Darmhirn können auch Schocks stecken, ja sogar die sogenannten Hamer'schen Herde. Letztere können zumindest im Falle des Kopfhirns im CT (Computertomogramm) nachgewiesen werden.

Noch einmal: Wenn man mit der Loslass-Transformation anfängt und teilweise uralte Seelenprogramme emotional entladen hat, schiebt die Seele weitere Programme nach und lässt sie ins Bewusstsein dringen, weil sie quasi die „Befreiungs-Chance" gewittert hat.

Das Loslassen funktioniert wie eine Zwiebel, wenn es um tiefe Programme geht, die man schon seit vielen Inkarnationen mit sich rumschleppt. Oft bekomme ich zu hören „Das habe ich doch schon mehrmals bearbeitet!", und ich sage darauf immer wieder, dass unser materieller Körper bei sehr heftigen Programmen nicht alles auf einmal loslassen kann, weil er das nicht verkraften würde. Auf einer reinen Geistesebene sähe das anders aus, aber wir sind hier nun mal in einer Materieform unterwegs, und da braucht Transformation einfach eine Weile, erst recht, wenn sie auf verschiedenen Ebenen stattfinden muss.

Die „andere Seite"

Es heißt in den alten Weisheitslehren immer wieder, dass die Dualität eine Illusion ist und damit auch „die Dunklen" oder „das Böse". Das ist für die viele Menschen nur schwer zu akzeptieren. Die meisten der „großen" Programme beziehen sich natürlich genau auf die Vertreter der „dunklen Seite" der Schöpfung. Die Erfahrungen mit ihnen waren die schmerzhaftesten! Gerade hier sind wir am meisten getäuscht worden, denn die Vertreter der dunklen Seite stellen sich natürlich nicht als solche vor, sondern erscheinen in Verkleidung, also als „die Guten" bzw. als Lichtwesen; sonst wären wir ja nicht auf sie hereingefallen.

Das ist ein sehr großes Thema, das ich hier nicht erschöpfend behandeln kann. Zur Erklärung aber wenigstens so viel: Die Schöpfung impliziert immer den Gegenpol, wie es die asiatischen Lehren mit dem Yin-Yang-Symbol ausdrücken. Bei Rot versus Grün haben wir wahrscheinlich noch keine Emotionen, aber bei Schwarz/Weiß fängt es schon an und steigert sich bei gut/böse, gerecht/ungerecht usw. Wir teilen fast alles in „gut" und „schlecht" ein, und es ist kein Zufall, dass alle Weisheitslehren empfehlen, mit dem Beurteilen aufzuhören. Das ist sicher die schwierigste Aufgabe, denn in der materiellen Form kann es sehr viel Leiden geben. Buddha hat das zum Hauptinhalt seiner Lehren gemacht.

Es kann keinen Pol ohne den anderen geben, sonst gäbe es überhaupt keine Schöpfung.

Ein Beispiel: Die Meisten wissen, dass weißes Licht die Mischung aus allen Spektralfarben ist, wie man mit einem Prisma zeigen kann, das den weißen Lichtstrahl in die Spektralfarben auffächert. Man stelle sich eine weiße Kugel vor als Bild für die noch ungeformte Schöpfung mit der gleichmäßigen Verteilung aller Energien (sprich Farben), bevor irgendetwas Bestimmtes darin in Erscheinung tritt. Wenn man nun aus diesem weißen Licht die Farbe Grün sichtbar machen will und dazu alle Grünanteile an einer Stelle zusammenzieht, so würde automatisch eine genauso große Fläche Rot dazu erscheinen, einfach weil Rot als Komplementärfarbe übrigbleibt, wenn man dem Weiß das Grün entzieht bzw. alle seine Grün-Anteile an einer Stelle bündelt.

Ein anderes Beispiel ist ein Glasbassin mit einer aus sauren und basischen Anteilen gemischten Flüssigkeit, die in diesem homogen gemischten Zustand den neutralen pH-Wert von 7 hat. Wenn man jetzt auf der einen Seite des Bassins alle basischen Anteile zusammenzieht, bleiben auf der anderen automatisch die sauren übrig. Das Ergebnis ist weder auf der einen noch auf der anderen Seite ein neutraler, sondern jetzt ein jeweils extremer pH-Wert, der auf der einen Seite genauso viel vom neutralen Wert 7 abweicht wie auf der anderen, nur mit umgekehrtem Vorzeichen.

So entsteht bei jedem Schöpfungsvorgang immer der Gegenpol mit, der uns meist als das Gegenteil erscheint – und damit „beurteilt" wird, eben entweder als gut oder schlecht. Er ist aber einfach nur der Gegenpol. Aus der übergeordneten Perspektive wird das erkennbar. „Weiß" ist keine Farbe, sondern „alle Farben", eben das Ergebnis einer homogenen Verteilung. Es wird von uns als biologische Wesen als neutral bewertet, weil durch die homogene Verteilung aller Farbqualitäten keine Information für uns darin enthalten ist. Wie beim Rauschen im TV-Gerät, wenn kein Sender eingeschaltet ist, flimmern einfach gleichmäßig verteilte Punkte auf dem Bildschirm. Sobald etwas einwirkt, das die Homogenität stört, erscheint für uns ein Bild mit einer potenziellen Information, z. B. Schrift. Auch wenn wir sie nicht lesen könnten, würden wir annehmen, dass irgendeine Information darin enthalten ist.

Meistens sieht man in so etwas „Zufälligem“ wie Wolkenformationen Gesichter, weil wir als Lebewesen darauf besonders aufmerksam reagieren und zu erkennen versuchen, was es sein könnte. Wir müssen ja abschätzen, ob es gefährlich ist oder nicht. Dann ist es mit der Neutralität gegenüber dem Betrachteten sofort vorbei. Deshalb ist auch „Schöpfung“ bzw. das Sein von „etwas“ so gut wie immer mit einer Bewertung durch uns verbunden, das heißt, wir stellen nicht nur neutral fest, was da ist, sondern ordnen es sofort in eine Kategorie ein und werten damit als positiv oder negativ. Genau das gilt es in der Meisterschaft zu überwinden – Stufe für Stufe.

So gehören auch beide, Harmonie und Konflikt, zur Schöpfung. Da meldet sich bei den meisten Widerstand, schon allein, weil vieles so ungerecht erscheint. Das ist es aber nur vordergründig. Wenn uns etwas Negatives widerfährt, dann deshalb, weil wir eine Resonanz dazu besitzen. An dieser Stelle kommt immer der Einwand, dass Kriege und Hungersnöte doch nicht darunter fallen oder doch ein kleines Kind noch nichts gemacht hat, was ihm ein schmerzhaftes Erleben bescheren könnte – doch, das ist so, nur beruhen die Resonanzen nicht auf Entscheidungen oder Erlebnissen in *diesem* Leben. Kleine Kinder sind keine kleinen Seelen! Und es wird auch niemand „zufällig“ in einem Land geboren, in dem er Krieg erlebt. Das kann z. B. das Resultat von alten Kampfprogrammen sein, die noch laufen.

Dieses Thema birgt viel Diskussionsstoff, und ich kann hier nicht alle Fragen dazu beantworten. Das haben auch schon andere gemacht. Das Beste, was man dazu lesen kann, sind wohl die Bücher „Gespräche mit Gott" von Neale Donald Walsch und das gleichfalls von ihm geschriebene „Ich bin das Licht", die viele schon kennen. Sie behandeln dieses Thema sehr ausführlich. Auch in den schon empfohlenen „Sara-Büchern" von Esther und Jerry Hicks geht es darum. Alles ist erschaffen aus der göttlichen Quelle, und alles ist ein Ausdruck des Lichtes und der Liebe dieser Quelle, auch wenn das aus unserer irdischen Perspektive nicht immer zu verstehen ist. Der Konflikt ist Teil einer höheren Harmonie! Das heißt, von der höheren Perspektive aus „stimmt" immer alles, was passiert, auch wenn wir es als unangenehm empfinden. Es *passt* (siehe Resonanzgesetz), was nicht heißt, dass wir es nicht ändern könnten! Genau dazu will uns der Schmerz ja auffordern.

Ein Beispiel, das zeigt, dass das Dunkle nicht als eigenständige Kraft existiert, die es zu bekämpfen gilt, ist Folgendes: Man stelle sich einen Kasten vor, der rundherum geschlossen ist und von einer Trennscheibe in der Mitte in zwei Hälften geteilt wird. In der einen Hälfte brennt ein Licht, in der anderen ist es dunkel. Was passiert, wenn man die Trennscheibe herauszieht? Es ist überall hell! Es gibt nichts Dunkles, das das Licht seinerseits auslöschen würde. Sobald Licht *da* ist, ist es einfach hell. Es gibt auch nicht ein „Mehr an Dunklem", was hinzuströmen und das Licht verdrängen könnte.

Dunkelheit ist einfach nur die Abwesenheit von Licht, aber keine eigenständige Kraft. Wir sind diejenigen, die erlauben können, überall in uns und unsere Lebensbereiche das Licht hineinscheinen zu lassen. Auf diese Bewusstseinsstufe (zurück-)zukommen, ist eines der Ziele unserer Seelenreise.

Es gibt, so glaube ich, Wesen, die in der Dunkelheit wirken, aber auch das tun sie nur, weil sie vergessen haben, dass auch sie aus Licht gemacht sind. Auch Materie sieht undurchsichtig aus, aber wie uns die Physiker sagen, ist alle Materie verdichtetes Licht. Das Licht ist das Baumaterial, die Liebe die Motivation für das Spiel der Schöpfung. Auch wenn wir die geistigen Gesetze nicht immer durchschauen, sollten wir erkennen, dass wir nie passive Opfer widriger Umstände sind, sondern aktive Schöpfer unserer eigenen Realität. Unser Lebensweg ist als ein Heilungsweg gedacht. Es hängt von uns ab, welche Gelegenheiten wir dazu nutzen.

Wie es schon in Goethes Faust heißt, gibt es eine Kraft, die zwar das Böse will, doch stets das Gute schafft. Es ist ihre Aufgabe zu versuchen, unsere Entwicklung ins Lichtbewusstsein zu verhindern, denn das, was uns vordergründig stört oder schmerzt, ist aus der höheren Bewusstseinsperspektive eine Herausforderung zum Wachstum! Es braucht diese „Gegenspieler“, um uns aufwachen zu lassen und zu erkennen, welches Schöpfungspotenzial in uns steckt. Betz nennt diejenigen, die uns unangenehme Erleben bescheren, humorvoll die „Arsch-Engel“, weil diese Erfahrungen uns zeigen, welche Resonanzen noch aktiv sind, und uns so auffordern, etwas in unserem Leben zu ändern, und zwar in Richtung mehr Eigenverantwortung zu übernehmen und bewusst Absicht zu setzen.

Unsere Seele will ihr ganzes Potenzial entfalten, und das würde sie nicht in einem Leben, in dem man alles einfach dahinplätschern lässt. Jammern nützt hier nichts, sondern nur die Einsicht durch die Kraft unseres Bewusstseins.

David Bohm hat ein Buch mit dem Titel „Die verborgene Ordnung des Lebens“ geschrieben, in dem Gespräche mit seinen Studenten festgehalten sind. Es ist für viele Physiker ein grundlegendes Werk, wird aber leider nicht mehr aufgelegt, weshalb ich einiges daraus zitieren möchte, was ein paar wichtige Punkte gut erklärt.

Bohm sagt, er glaube nicht, dass „das Böse“ existiert. Er verweist auf das griechische Wort für „Sünde“, hamartia, was übersetzt bedeutet „den Sinn nicht verstehen“ bzw. „die wirkliche Bedeutung nicht verstehen“. Das wurde mit „Sünde“ übersetzt, was einen ganz anderen Beigeschmack hat. Ebenso wurde „metanoia“ mit „Reue“ übersetzt, was „soviel bedeutet wie ‚Veränderung der geistigen Einstellung'. Wichtig ist, dass Reue einfach als ‚die wirkliche Bedeutung nicht erfassen' verstanden werden sollte“, denn die Reue kommt ja, weil man glaubt, gesündigt zu haben, aber in

Wirklichkeit hat man eben einfach etwas falsch verstanden. „Daher ist das Böse im Grunde etwas, das die wirkliche Bedeutung nicht begreift. Sein wirklicher Ursprung ist die Verwirrung." „Metanoia", so Bohm weiter, würde dann „eine Veränderung der Einstellung" bedeuten.

Einer seiner Gesprächspartner führt „das Böse" dementsprechend darauf zurück, dass „der Mensch nicht verstanden hat, dass er in seinen Gedanken ein Programm erzeugt. [...] Der Mensch wurde verwirrt und gab dieser Verwirrung durch den Ausdruck 'das Böse' eine substantielle Bedeutung und machte damit alles viel schlimmer. Dann sagte der Mensch, es gebe etwas wie das Böse, das man überwinden müsse. Aber das Gehirn, das den wirklichen Sinn nicht begriffen hat, versucht, das Ergebnis seines eigenen Handelns zu ignorieren; es versteht noch immer nicht die wirkliche Bedeutung, weil es den Dingen andere Namen gibt." Darauf fragt ein anderer Gesprächsteilnehmer: „Deshalb, weil das Gehirn alles nach außen verlagert?" Worauf Bohm antwortet: „Ja. Das Gehirn verlagert die wahre Ursache nach außen. Die wirkliche Ursache ist, dass man die eigentliche Bedeutung nicht begriffen hat. Angenommen, ich wäre ein Bogenschütze und würde das Ziel verfehlen und würde dann sagen, ein böser Geist würde nicht zulassen, dass ich das Ziel treffe. Dies würde mich nicht weiterbringen. [...] Gut und Böse sind metaphysische Begriffe. Dies verhindert, dass die Menschen den eigentlichen Grund des Problems erkennen können. Dies hat zu Leid und Gewalttätigkeit geführt und zur Vermehrung des Bösen beigetragen."

Nach Bohm laufen negative Verhaltensmuster ab, „weil es ein Programm ist. Sehen Sie, wenn unser Computer erst einmal programmiert worden ist, dann wiederholt er sein Programm in jeder Situation, und wir müssen uns fragen, ist es möglich, das Programm zu verändern? Die Gedanken können dies nicht, denn sie laufen zu schnell ab. Das Denken ist nicht dazu fähig, denn es versteht dies alles nicht. Gibt es etwas, das auf das Programm schneller zugreifen und die Gehirnzellen, die das Programm enthalten, wirklich beeinflussen, und das Programm löschen kann? Ich meine, dies ist von entscheidender Bedeutung; es ist der Ursprung dessen, was wir als das Böse und als Sünde bezeichnet haben, und wir können erkennen, dass dies ein unvermeidliches Problem ist, mit dem sich die Menschheit auseinandersetzen musste, als das Gehirn immer größer wurde und Gedanken erzeugte, aber nicht wusste, was ein Gedanke bewirkt."

Ich glaube nicht, dass Gedanken in Gehirnzellen erzeugt werden, sondern im Feld des Geistes, das wesentlich größer ist als unser physischer Körper; das Gehirn fungiert dabei lediglich als Transformator ins Wachbewusstsein.[14] Aber es ist wichtig, dass Bohm hier darauf hinweist, Programme zu „löschen", wie auch er es nennt. Der Grund ist, dass es einen gewissen Automatismus gibt, der Gewohnheitsmuster ablaufen lässt, weil eine eingeübte Reaktion anspringt. Bohm sagt: „Daher geht ein wesentlicher Teil dessen, was

[14] John Eccles hat nachgewiesen, dass unsere Gedanken die Neuroproteine in unserem Gehirn aktivieren und nicht umgekehrt die biochemischen Reaktionen die Ursache unserer Gedanken sind.

an Religionen und Morallehren in dieser Welt zu finden ist, an der eigentlichen Bedeutung vorbei." Dem stimme ich zu. Er kommt auf sein Beispiel zurück und sagt: „Die Menschen verstehen nicht, dass sie die wirkliche Bedeutung verfehlen. Wenn ein Bogenschütze ein Ziel verfehlt, so kann er nicht anders; seine Muskeln sind darauf konditioniert, ebenso sein Auge, und dies in einem Maße, dass er einfach nicht das Richtige tun kann. Nun entscheidet man nicht, ob man das Ziel oder die wirkliche Bedeutung verfehlt oder nicht, denn man hat keine Wahl; aber ob man – nun, es ist die Frage nach Metanoia, Reue – ob man sich selbst gegenüber nicht nur zugesteht, sondern auch in der Tiefe versteht und fühlt, wie man die wirkliche Bedeutung verfehlt; auf diese Weise können wir dies ändern. Man hat also die Wahl, in diese Richtung zu schauen. Man kann nicht wählen, damit aufzuhören, die wirkliche Bedeutung zu verfehlen. Wenn man ein schlechter Bogenschütze ist oder sonstwie unvollkommen handelt, dann kann man nicht einfach wählen, dies gut zu bewältigen." Dazu kam die Frage: „Aber man kann üben", und Bohm antwortet: „Aber dann muss man darauf achten, wie man die wahre Bedeutung erfasst, wenn man üben will. Wenn man dies nicht berücksichtigt, dann wird man nichts lernen."

Der Vergleich mit dem Bogenschützen hinkt hier, so gut das Beispiel mit dem ins Außen projizierten bösen Geist ist, der dafür verantwortlich gemacht wird, dass man das Ziel nicht trifft. Für geistige Gewohnheitsmuster stimmt: Es geht um das Erfassen von Bedeutung und Sinn und meiner Ansicht nach vor allem auch der Beweggründe (die Motivation), die einen veranlasst haben, bisher auf eine bestimmte Weise zu handeln. Dann hat man eine Chance, etwas zu ändern. Genau das, wie diese Chance entsteht, ist der entscheidende Punkt. Meines Erachtens geht es zum einen darum zu erkennen, wie einen das bisherige Muster einschränkt und inwiefern es Leiden verursacht, und zum anderen muss man verstehen, dass das Erkennen des eigenen Anteils an dem Zustandekommen einer unangenehmen Situation die Chance bietet, sie zu ändern. Wenn ich sie mitverursacht habe, kann ich eben an meinem Anteil Korrekturen vornehmen, und dann ist es nicht mehr der böse Geist (die Projektion der Schuld nach außen), dem ich hilflos ausgeliefert bin.

Das Befreiungserleben solcher Einsichten macht mutig, auch bei tieferen Themen hinzuschauen und das eigene Muster dahinter aufzudecken. „Wir verlagern die Sache" nicht mehr „auf eine mysteriöse Kraft", wenn wir die dahinter liegende Bedeutung verstehen, wie Bohm es ausdrückt, sondern können erkennen, dass die Konfrontation mit einem Problem uns eine Chance zum Wachstum bietet, die wir nutzen können. Unablässig dafür ist das Übernehmen von Eigenverantwortung, sonst funktioniert es nicht.

Bohm rät: „Verurteilen Sie sich nicht, weil Sie die wirkliche Bedeutung nicht verstehen, und nennen Sie es nicht Sünde, denn dies wird Sie dann vom richtigen Weg abbringen. Sagen Sie statt dessen: Gut, das alles ist passiert, und es gibt einen Grund dafür, der in mir verborgen ist, in meiner

Konditionierung. Jeder wird entsprechend seiner Geschichte konditioniert. Mit dieser Konditionierung, ebenso mit Ideen und Emotionen, ist es wie mit Muskeln. Wenn man sie nicht auf eine bestimmte Art und Weise trainiert, dann wird man feststellen, dass es weitgehend unmöglich ist, bestimmte Bewegungen auszuführen – ebenso, wenn man niemals darauf geachtet hat. […]

Man glaubt, eine Absicht sei normalerweise bewusst und gut überlegt. Aber man hat bei der Wahl seiner Absichten wenig Möglichkeiten. Tiefere Absichten resultieren im Allgemeinen aus einer Gesamtsignatur, und dies geschieht auf Wegen, die uns nicht bewusst sind, und über die wir wenig oder keine Kontrolle besitzen. Man entdeckt seine Absichten normalerweise, wenn man sein Handeln beobachtet. Das Handeln beinhaltet tatsächlich oft etwas, was als unbeabsichtigte Konsequenz empfunden wird und zu der Aussage veranlasst: ‚Ich hatte nicht die Absicht, dies zu tun. […]'

Wenn man wirklich erkennt, dass eine neue Bedeutung stimmt, so werden sich die Absichten gleichzeitig verändern – außer man ist irgendwie blockiert, beispielsweise durch eine Konditionierung oder ein ‚Programm'. [Bohm benutzt hier wieder die gleiche Terminologie wie ich.] Wenn etwas blockierend wirkt, dann wird eine Willensanstrengung zu keiner Änderung führen, denn man weiß nicht, was eigentlich blockierend wirkt. Daher ist es nötig, die Bedeutung der Blockade zu erkennen. Also besitzt der Wille eine begrenzte Bedeutung – er bewirkt nur auf bestimmten Gebieten etwas. [Und hier ergänze ich: Wenn man mithilfe des Willens entscheidet, sich die bisher unbewussten Programme hochzuholen, anzuschauen und zu neutralisieren, erweitert sich der Rahmen dessen, was man erfolgreich wollen kann.] Aber ich meine, dass man etwas Weitreichenderes benötigt, wenn man über eine Veränderung des Geistes, des Bewusstseins oder der Materie spricht – sie ändern sich nämlich gemeinsam." Genau dieses „Weitreichendere" geht man mit der CH'I-Systemik an.

„Es ist eine gewisse Aufmerksamkeit nötig, um diese Blockade wahrnehmen und fühlen zu können, und die Gedanken zu entdecken, die dieser Blockade zugrunde liegen – die festgefahrenen Gedanken. Dann wird man feststellen, dass das Denken eine Art Programm darstellt, das sehr schnell abläuft und sich selbst der unmittelbaren Wahrnehmung entzieht. Dies ist das ganze Problem – dass das Denken die Tendenz besitzt, sich zu verstecken. [...] Es handelt sich um ein Programm, das darauf programmiert ist, sich zu verstecken. Jeder Angriff auf das Programm wird als Angriff auf das erscheinen, was uns ausmacht. [Bitte die beiden letzten Sätze nochmal lesen!] Daher wird das Programm automatisch jeden Anschein eines Angriffs verhindern, und sich zu verstecken ist eine Möglichkeit, einen Angriff zu verhindern." Hier möchte ich ergänzen, dass bei traumatischen Erleben noch die Verdrängung hinzukommt. „Wenn wir diese Programme erkennen, werden sie sich ändern – wenn wir die Bedeutung dieser Programmierung als Programme erkennen. Gegenwärtig haben sie für uns nicht die Bedeutung von Programmen; sie bedeuten etwas viel Grundlegenderes. Sie bedeuten uns, nicht wahr?" Darauf kam die Frage: „Der Vorgang der Wahrnehmung enthüllt sie als Programme und beeinflusst sie oder entzieht ihnen ihren Einfluss?", was Bohm bejaht. Und ich ergänze: Genau deshalb trägt die Bewusstwerdung zur Heilung bei.

Erst wenn das vorher Abgespaltene durch Bewusstmachung wieder in das, was ich über mich denke, integriert ist, kann es losgelassen werden.

Wir haben alle Angst davor, welche Abgründe sich auftun, wenn wir es wagen, uns unsere alten Vergangenheiten anzuschauen. Dabei zeigt uns alles – egal, was es ist – das Spiel der Schöpfung. Wir waren schon alles, und wir können auch alles jederzeit wieder sein. Wir wählen in jedem Moment neu!

Man kann sich einzureden versuchen, dass man völlig auf der lichten Seite ist und nicht mehr die geringste Gefahr für einen besteht, etwas „Dunkles" zu tun, also Methoden der anderen Seite zu benutzen. Ich glaube, dass dieser Versuch, sich in Sicherheit zu wiegen, die eigentliche Gefahr darstellt, weil wir jedes Mal wieder neu wählen, was wir in einem bestimmten Moment tun wollen. Wenn man weiß, dass man immer wieder vor diese Wahl gestellt wird, ist das der höchste Grad an „Sicherheit", den man haben kann. Dieses Thema lässt sich nicht ein für alle Mal „erledigen". Eine andere Möglichkeit als ständiges waches Bewusstsein zu behalten gibt es meiner Überzeugung nach hier nicht.

Die eigene Macht für die Realitätsgestaltung wieder annehmen

Ich habe schon gesagt, dass auch Schuld eine Illusion ist. Das ergibt sich aus dem Resonanzgesetz. Schuldzuweisung hat noch den Nebeneffekt, dass ich damit meine Macht abgebe! Das wiederum hindert mich daran, die Eigenverantwortung für mich selbst zu übernehmen und damit meine Macht über mein Leben wieder zu mir zurückzunehmen.

Auf diese Weise erschafft Verurteilung Mangelzustände.

Die meisten möchten diesen Mangel bewusst natürlich nicht in ihrem Leben spüren. Je mehr man darüber versteht, wie er zustande kommt, umso eher kann man etwas dagegen tun. Hier gehört jetzt die ganze Diskussion um die „Opfer-Rolle" hin, aber das meiste darüber, warum das auch ein Missverständnis ist, ist schon gesagt. Es gibt viele gute Bücher darüber, unter anderem von Robert Betz. Sein Vortrag „Nimm Deine Macht in Deine Hände" ist auf CD zu haben.

Schon der Begriff „Macht" ist für die meisten negativ besetzt. Grund sind die zahlreichen alten Erfahrungen mit Machtmissbrauch und Ohnmacht. (Die Programme dazu kann man hochholen!) Dass es das gibt, muss einen aber nicht davon abhalten, die eigene Macht positiv einzusetzen. Jeder von Ihnen hat sicher auch Messer in der Küchenschublade. Man kann damit jemanden umbringen, man kann aber auch ein wundervolles Essen damit zubereiten. Verbannen Sie die Messer, weil man damit jemandem schaden könnte? Wahrscheinlich nicht. Warum? Weil Sie *wählen* können, was Sie damit machen.

Natürlich nimmt man mit der Macht auch die Verantwortung für alles, was mit einem selbst zu tun hat, wieder an. Das wollen viele nicht, und sie dürfen es wählen, ihre Macht abzugeben.

Jeder, der zum aktiven Schöpfer seiner eigenen Realität werden will, darf die ihm ursprünglich verliehene Macht wieder zu sich nehmen.

Es ist nicht immer nötig, die alten Geschichten ins Bewusstsein zu holen, um zu *verstehen*, warum man in diesem Leben die Herausforderungen hat, denen man begegnet, aber es kann sehr helfen. Oft kehrt so der innere Frieden ein, nach dem man sich lange gesehnt hat. Vor Kurzem hat mich eine meiner Ausbildungsteilnehmerinnen angerufen, bei der wir schon vieles bearbeitet hatten. Sie hatte mit einer anderen Kursteilnehmerin zusammen die alte Geschichte gefunden, an der es wohl als Urverursachung hing, dass sie bisher immer eine so große innere Unruhe verspürte und sich von jeder Kleinigkeit in Panik versetzen ließ. Jeder Insektenbiss bei einer ihrer Töchter hat ihr schlaflose Nächte bereitet aus Angst, es könnte Borreliose übertragen worden sein. Und es gab ein Riesenthema mit Gift, das immer wieder testete. Jetzt hatte sie die Geschichte aufgedeckt, in der (wie sie selbst sagte) alle Komponenten vorkamen, die sie bisher so lange beschäftigt hatten.

Viele Teile des Puzzles hatten wir schon aufgedeckt, aber jetzt war die ganze Geschichte da, und sie hatte endlich verstanden, wovon ich in meinen Ausbildungen dauernd rede. Sie selbst sagte: „Jetzt weiß ich, dass das alles da draußen ein riesiges Theaterstück war, was mir widerfuhr, damit ich auf die alten Programme aufmerksam werde und sie lösen kann, indem ich das Drama loslasse." (Eben die emotionalen Ladungen aus den alten traumatischen Erleben.) Sie war überglücklich, weil der Knoten endlich geplatzt und der Groschen gefallen war. Innere Ruhe und Gelassenheit waren bisher für sie Fremdwörter. Jetzt hat sie überhaupt erst eine Chance, mit Übungen zur inneren Ruhe und Gelassenheit Erfolg zu haben, und die sollte sie natürlich unterstützend machen, weil das Alte so lange Gewohnheit war.

Gezielte Übungen, um in das andere Lebensgefühl hinein zu kommen, sind sehr hilfreich, denn unsere alten Reaktionsmuster sind gut eingeübt. Es geht wesentlich schneller, mit Bewusstsein gezielt das Neue einzuüben bzw. sich in die neuen positiven Gefühle zu begeben, als es alles einfach weiter laufen zu lassen. Nur zu hoffen, dass sich nach dem Benutzen der Loslass-Formulierung jetzt endlich schlagartig ändert, was bisher schmerzhaft oder anstrengend war, funktioniert nicht.

Man kann natürlich viel für andere testen, auch wenn diese nicht anwesend sind, es ist aber sehr wichtig zu verstehen, dass damit niemandem geholfen ist. Wenn man ungefragt Programme neutralisiert, wird sich die Erwartungshaltung des Betreffenden nicht ändern, und damit passiert weiterhin das, was dieser gewohnt ist. Geistiges Wachstum funktioniert nur, wenn man bewusst die Herausforderung des neuen Selbstverständnisses annimmt. Ganz davon abgesehen wäre eine solche Vorgehensweise eine Manipulation, und das ist Sache der „anderen Seite".

„Freier Wille"

Bei diesen ganzen Themen kommt unweigerlich die Frage nach dem freien Willen auf. Ich verstehe den Begriff „freier Wille" in Bezug auf das normale menschliche Wachbewusstsein als einen relativen. Wir haben insofern einen freien Willen, als wir immer zwischen verschiedenen Möglichkeiten wählen können, aber wie groß die *Bandbreite* der sich stellenden Möglichkeiten ist, hängt von der Anzahl der roten Ampeln im Bewusstsein ab. Man hat zu einer bestimmten Zeit die freie Wahl nur zwischen den Möglichkeiten, die auch im Unbewussten erlaubt sind. Alles, was mit Gefahr oder sonstigem Trauma belegt ist, wird mehr oder weniger blockiert, auch wenn uns das völlig unbewusst ist. Erst wenn wir die – wo auch immer in unserem Geist – wirkenden Verbote und Bremsen aufgelöst haben, haben wir die freie Wahl, können also mit unserem Willen per Resonanzgesetz das anziehen, was wir *bewusst* wählen.

Dabei sind wir alles andere als einem „Schicksal" ausgeliefert. Schicksal ist das, was uns zum Heil geschickt wird (salus [lat.] = das Heil). Wenn wir Erfahrungen machen, die wir als unangenehm bis schmerzhaft empfinden und bewusst ganz sicher nicht gewollt haben, dann sind entsprechende Glaubenssätze in unserem Unterbewusstsein aktiv, die uns wieder bescheren, was wir irgendwann einmal mit starken Emotionen belegt haben. Das funktioniert wie gesagt im Negativen wie auch im Positiven. Deswegen finden wir oft traumatische Geschichten aus früheren Leben als Ursache für etwas, das uns in diesem Leben widerfährt. Wenn es nicht stark emotional belegt wäre, hätte unsere Seele es nicht gespeichert und wieder mit in dieses Leben gebracht.

Das Anziehen von bestimmten Situationen nach dem Gesetz der Resonanz funktioniert automatisch über stehende Wellen – wie Magnetismus. Da braucht niemand im Hintergrund die Fäden zu ziehen. Meiner Überzeugung nach gibt es so etwas wie einen strafenden Gott nicht, aber es gibt Naturgesetze, und eins davon ist, dass ich mit dem, was ich – bewusst oder unbewusst – denke, die entsprechenden Frequenzen aussende. Und wenn die auf die passenden Frequenzen treffen, dann entstehen zwischen beiden Sendern stehende Wellen, die durch die Passung eine höhere Amplitude der Wellen erzeugen, und je nach der Höhe dieser Amplitude ist die Anziehung mehr oder weniger stark. Das

„Passen“ kann die Anziehungen zwischen zwei Liebenden sein – genauso, wie die Ausstrahlung eines dominanten Menschen zu der eines zur Unterwürfigkeit neigenden oder die eines Sadisten zu der eines Masochisten *passt*, um ein extremes Beispiel zu nennen.

*Je mehr alte Traumata wir befriedet haben,
umso größer wird unsere Wahlmöglichkeit
und damit umso freier unser Wille.
Was wir immer (!) wählen können ist, uns
mit den Beschränkungen, die uns stören,
auseinanderzusetzen und sie zu beseitigen.*

Weitere Erklärungen, wie Traumata wirken und was zu ihrer Auflösung nötig ist, finden sich in Oschmans wundervollem Buch „Energiemedizin“ (S. 102 f).

Unser normales Wachbewusstsein ist so wie ein Eiswürfel im Verhältnis zum Eisberg. Wir haben das Spiel der Schöpfung angefangen, um auszuprobieren, ob wir uns wieder erinnern, wer wir eigentlich sind. Die Programme stammen teilweise aus den Zeiten, in denen wir noch ein „Eisberg“ waren und das entsprechende Bewusstsein hatten, das heißt in wesentlich größeren Dimensionen agiert haben. Dementsprechend groß sind auch die Programme aus diesem Bewusstsein. Das können z. B. Schuldprogramme von Weltuntergangsszenarien sein, und wenn ein Teil von uns immer noch glaubt, daran beteiligt gewesen zu sein, dann wirken da die entsprechend großen Wiedergutmachungs-

und Schuld-Illusionsprogramme. Diese Programme sind teilweise sehr heftig, aber wir dürfen uns gerade über das Bewusstwerden dieser alten Geistesmuster wieder an unsere ursprüngliche Größe erinnern!

Letztlich sind wir Teil des ganzen Ozeans, um im Bild des Wasserkreislaufs zu bleiben, und wenn wir diese Einheit mit dem großen Ganzen wieder tatsächlich erleben, dann nennt man das Erleuchtung. Kein Zufall, dass eben diese das Ziel so vieler Geistestraditionen ist.

Wenn man damit hadert, dass man sich – noch – klein fühlt, ist das so, als würde sich der Eiswürfel darüber beschweren, dass er nur im Cocktailglas schwimmt. Er erfüllt einfach gerade da seine Aufgabe und ist trotzdem Teil des Ozeans, weil: Teil des gesamten Wasserkreislaufs!

Morphogenetische Felder

Wenn man im Massenbewusstsein mitschwimmt, hängt man an den Glaubensmustern der Mehrheit, ist also angedockt an das, was die meisten anderen denken. Auch das ist meist unbewusst. Es geht dabei z. B. um das, was man für unmöglich hält, wie das Nachwachsen von Gliedmaßen. In seinem Buch „Ein medizinischer Insider packt aus" berichtet Peter Yoda von einem Jungen, bei dem das funktioniert hat. Der Grund: Er hatte eine Eidechse als Haustier und kannte es, dass deren Schwanz nachwächst, wenn sie ihn abwirft.

Weil ihm glücklicherweise offenbar noch niemand erzählt hatte, dass ein solches Nachwachsen von Körperteilen beim Menschen unmöglich ist, ging der Junge ganz selbstverständlich davon aus, dass sein nach einem Unfall amputiertes Bein ebenfalls wieder wächst. Seine Erwartungshaltung bestimmte das, was passierte: Das Bein ist tatsächlich nachgewachsen mit allem, was dazugehört! Ich kann nicht nachprüfen, ob diese Geschichte stimmt, aber es gibt viele Berichte über derartige „Wunder". Das kann man auch bei Kuby lesen („Unterwegs in die nächste Dimension"), was ich wärmstens empfehle, weil man danach keine Heilung mehr für unmöglich hält.

Je bewusster man wird, umso mehr wird deutlich, dass es Beispiele und oft auch sehr eindrucksvolle Beweise für Dinge gibt, die die meisten Menschen nicht glauben können. Man hört immer öfter davon, dass Menschen Organe haben nachwachsen lassen. In Russland gibt es eine Gruppe von Forschern, deren Patienten das gelungen ist. Es sollen sogar nach Entfernung der Gebärmutter nicht nur diese Organe wieder nachgewachsen, sondern sogar Kinder daraus geboren worden sein. Auf jeden Fall gilt: Je mehr man für möglich hält, umso größer sind die Chancen auf Heilung.

Ein Bild dazu ist der „Fluss der Gelegenheiten": Man kann an diesem Fluss sitzen und angeln. Je nachdem, worauf man seine Aufmerksamkeit richtet, bemerkt man vieles nicht, das vorbeischwimmt, obwohl es einem helfen könnte. Egal, wie viele Gelegenheiten man bis jetzt hat vorüberziehen lassen, man kann sich jederzeit entscheiden, seine Aufmerksamkeit neu auszurichten und ab sofort mehr darauf zu achten, was alles vorbeischwimmt und geangelt werden kann. Man zieht durch seine Aufmerksamkeit die Dinge an die Angel – Chancen, die man dann ergreifen kann!

Fast alle alten Weisheitstraditionen lehren genau das:
„Die Energie folgt dem Fluss der Aufmerksamkeit",
und über diese Energie, die wir in etwas hineinstecken,
bestimmen wir, was sich für uns verwirklicht.
So verändern wir auch die morphogenetischen Felder,
wie Rupert Sheldrake die Grundmuster der Formgebung
genannt hat, die umso stärker werden,
je mehr von einer bestimmten Form es gibt;
das können auch Gedanken sein.

Je mehr Menschen sich mit etwas beschäftigen, umso mehr Energie bekommt dieser Gedanke, und umso mehr steigt die Wahrscheinlichkeit für dessen Verwirklichung.

Bewusstsein – oder: Die Macht der Gedanken

Sinn unseres Hierseins ist – nicht nur meiner Überzeugung nach – Bewusstwerdung und Transformation des bisher als negativ Bewerteten, um damit in die Neutralität zu gelangen. Wie schon gesagt, fordern uns alle alten spirituellen Traditionen dazu auf, das Beurteilen sein zu lassen, das heißt das Einteilen nach gut/böse, gut/schlecht, schön/hässlich usw. Das ist aber gar nicht so einfach – um nicht zu sagen die größte Herausforderung auf unserem Weg. Deshalb reicht es oft nicht, wie viele feinstofflich (also über Felder) arbeitende Geräte es tun, gleichsam „mechanisch" (durch Interferenz) die „falsche" Schwingung zu löschen und die „richtige" Schwingung ins System einzuschwingen. Die Frage ist, *warum* die natürliche („richtige") Information aus der Ordnung geraten ist.

Das Einschwingen von harmonisierenden Frequenzen wirkt nur kurzzeitig, wenn das störende Seelenprogramm nicht beseitigt ist. Die nach wie vor vorhandene emotionale Ladung speist die „Batterie" des alten Musters neu, und es ist nur eine Frage der Zeit, wann die Blockade wieder testbar ist. Wenn man eine aus der Ordnung geratene Struktur von außen, also nicht durch einen bewussten Prozess, neu informiert und damit wieder „zurechtrückt", kann das auch eine Symptomverschiebung zur Folge haben.

Es geht bei der Transformation darum, an den inneren Überzeugungen (Denkmustern) zu arbeiten, damit diese neue Information tatsächlich von der eigenen Seele stammt und so dauerhaft implementiert wird. Damit geht es auch um eine neue Zielsetzung im Bewusstsein des Betroffenen. Wenn z. B. ein Krebsgeschehen durch einen unbewussten Todeswunsch verursacht worden ist, ist es für eine Heilung erforderlich, diesen Wunsch inklusive der Gründe dafür aufzudecken und in eine lebensbejahende Haltung umzuändern.

Für das Aufdecken braucht man oft Unterstützung von außen, aber das Ändern der Haltung kann niemand für einen anderen tun. Es funktioniert nur, wenn der Betroffene sich selbst mit ganzem Herzen dazu entscheidet, „Ja" zum Leben zu sagen. Wenn diese Klärung erfolgt ist, kann natürlich mit einer zusätzlichen Informationseinschwingung von außen – ob über Geräte, homöopathische Mittel oder was auch immer – der Heilungsprozess sehr effektiv unterstützt werden. Vor allem wenn mehrere Körpersysteme betroffen sind, lässt sich so auf verschiedenen Ebenen parallel arbeiten und damit die Heilung erheblich beschleunigen.

In dem Buch „Heilung aus der Mitte" von Devillard wird Christina Kessler interviewt. Sie erklärt, dass unser Begriff „Harmonie" vom griechischen „harmos" abgeleitet ist, was so viel bedeutet wie die Fähigkeit, Unzusammenhängendes oder Getrenntes zu etwas Neuem zu verbinden. Bei einer Krankheit will eine geistige Sperre überwunden bzw. eine Trennung aufgehoben werden, um wieder in den Zustand der Ganzheit zu gelangen. „Eine Krankheit ist immer ein Ruf, die verlorene Ganzheit wieder herzustellen bzw. eine neue Ganzheit zu schaffen und dabei uns selbst zu entdecken: wer wir sind; was wir wirklich wollen [...] Aus dieser Sicht ist Krankheit eine Chance der Rückverbindung mit uns selbst."

Ich stimme Kessler völlig zu, wenn sie sagt: „Authentizität ist das Tor zur Heilung. Man steht (durch eine Krankheit oder einen Unfall) völlig nackt da, weil man die Macht der Kontrolle verloren hat. In diesem Augenblick ist man hilflos; da gibt es nichts mehr, was man vorzuweisen hätte. Man ist einfach nur nackt. Es gilt, diese Nacktheit und Hilflosigkeit liebevoll anzunehmen und nicht gleich mit Erklärungen bedecken zu wollen. Gelingt uns das, dann werden wir durch das Tor begleitet und können schauen, was auf der anderen Seite ist – ja, dort schon immer auf uns gewartet hat."

Sie wird auch von Kuby bestätigt, der in demselben Buch sagt: „Um Heilung zu erfahren, muss man also seine Vergangenheit regeln und eine Perspektive für die Zukunft entwickeln, an der die eigene Seele Gefallen findet, dann muss sie sich nicht so vehement, sprich mit Krankheiten, zu Wort melden."

Auch ein Schock bewirkt eine Abtrennung. Schocks sind immer mit dem Anhalten des Atems verbunden, was das Zwerchfell bewirkt. Man macht „zu", weil man etwas Angsterzeugendes nicht in sein System hereinlassen will. Dadurch wird der Energiefluss im gesamten Körper unterbrochen, und durch diese Blockade erfolgt keine Informationsweiterleitung mehr, womit die Harmonie des Ganzen gestört ist. Gerda Boyesen, an deren fünfjähriger Körperpsychotherapie-Ausbildung ich teilgenommen habe („Biodynamik"), nannte das Zwerchfell deshalb auch den „Verdrängungsmuskel": Hier wird der Fluss unterbrochen, weil man „Stopp!" sagt zu dem, was man gerade erlebt.

Ein Schock ist keine rote Ampel im Sinne von verdrängten Glaubenssätzen, aber durch das plötzliche Zusammenzucken wird der Energiefluss generell eingeschränkt. Der Schock sitzt in allen Zellen und lässt sich mit Stopp-Schildern vergleichen, die im ganzen System aufgestellt sind. Das hemmt bzw. verlangsamt den Energiefluss überall, das heißt, er kann sich auf unterschiedlichen Ebenen bemerkbar machen und muss dann teilweise dort jeweils extra aufgelöst werden. Auch die daraus entstandenen Seelenprogramme sitzen dann auf diesen verschiedenen Ebenen. Oft testet sogar eine Schockstarre für das ganze System, egal, wie lange das Erleben her ist.

Es ist bekannt, dass man das, was bei einem Schock gerade erlebt wird, wie in einem photographischen Gedächtnis speichert. Deshalb können später z. B. Farben oder Gerüche, die im Moment des traumatischen Erlebens wahrgenommen wurden, wieder die alten Angstzustände auslösen. Diese Verknüpfung der Randbedingungen zum Erlebten erfolgt in der Amygdala, dem „Mandelkern" im Gehirn.

Letztlich ist der zentrale Punkt für Heilung die Selbstliebe. Ich kann noch so sehr um die Hilfe von außen einschließlich der geistigen Helfer bitten, es wird nichts nützen, solange ich nicht zuerst in mir die Liebe für alle meine Körperteile entwickelt habe. Mir ist erst mit 51 Jahren und nach langer Beschäftigung mit Heilungsmöglichkeiten klar geworden, dass ich zuerst die Liebe aus meinem Herzen in die kranken Körperbereiche – am besten ins ganze System – schicken muss, bevor Unterstützung von außen überhaupt wirken kann (= in Resonanz mit mir gehen kann).

Ich kam darauf, weil eine Freundin mir erzählte, dass ihr ein Engel, den sie um Hilfe gebeten hat, sagte, sie müsse das Licht ihrer Urlichtquelle erst in den zu heilenden Körperteil schicken, damit die Lichthelfer dort überhaupt etwas machen können. Das war der Schlüssel: Ich soll das Licht in mir wahrnehmen. *Da* ist es immer, so wie alles Illusion ist, das suggeriert, irgendetwas sei unvollkommen, aber genau das ist der Punkt: Wir nehmen etwas anderes wahr, weil sich in die Wahrnehmung Programme aus traumatischen Erfahrungen einmischen. Solange ich dieses Licht nicht sende, kann die Resonanz zum Helfenden von außen nicht funktionieren. Wieder ist es dieses geistige Gesetz, das den Schlüssel liefert.

Das ist unsere Lebensaufgabe, so wie es in allen spirituellen Texten auch heißt: Erkenne, wer du bist; erkenne, dass du schon längst vollkommen bist; du hast immer schon alles, was du brauchst; suche nicht im Außen, da wirst du die Lösung nicht finden. Darauf läuft es immer hinaus, deshalb sind wir hier, und es ist ein *Prozess*, die Dinge zu klären. Es geht darum, diese Liebe und das Licht zu *fühlen*, nicht nur intellektuell darum zu wissen. Genau vor diesem Fühlen haben wir aber meistens Angst, weil es so oft mit Schmerz verbunden war.

Jede negative Emotion, wie z. B. die, etwas weg haben zu wollen (Schmerz o. Ä.), wirkt kontraproduktiv. Damit wird die Heilung erschwert. Erst wenn wir die Liebe in unser System schicken, kann die Bitte um Änderung, Heilung oder wie auch immer Erfolg haben.

Schon Dr. Edward Bach, der Entwickler der Bachblüten, hat gesagt: „So sind Krankheiten also Folge von Irrtümern, unbewusstem oder bewusstem Nichtbeachten geistiger Gesetze. Sie sind weder Grausamkeiten noch Bestrafungen, sondern einzig und allein ein Korrektiv. Eine Krankheit ist ein Werkzeug, dessen sich unsere eigene Seele bedient, um uns auf unsere Fehler hinzuweisen. Sie möchte uns vor größeren Irrtümern bewahren, um uns daran zu hindern, noch mehr Schaden anzurichten. Sie möchte uns auf den Weg der Wahrheit und des Lichts zurückbringen, von dem wir hätten nie abkommen sollen."[15]

Wenn ich nichts in mir öffne und fließen lasse – nämlich meine Herzensenergie, und das ohne alle Verbotsprogramme, das heißt mit der Erlaubnis zur Heilung –, kann keine Reso-

[15] Zitiert nach Dr. med. Dagmar Uecker in CO'MED 2/13

nanz stattfinden, wozu auch immer ich um Hilfe bitte, ob um feinstoffliche Energien, Heilerwesen, Erzengel Raphael oder den Medizin-Buddha. Wenn ich in Resonanz treten will, *muss ich zuerst senden!* Und es kommt genau das zurück, was auf der Frequenz liegt, mit der ich sende – wenn das Heilverbote sind, dann bekomme ich diese gespiegelt. Es ist wie bei einem Radio: Wenn ich es nicht einschalte und eine bestimmte Frequenz wähle, können noch so viele tolle Programme im Äther unterwegs sein, ich werde sie nicht hören können. Die Wahl der Frequenz entspricht bei diesem Bild der jeweiligen Helferinstanz, die ich um Unterstützung bitten möchte.

Heilung in Sachen materieller Wohlstand – „Erfolgs-Ch'i"

Auch wenn es schmerzlich ist, sich das einzugestehen: Es passiert immer wieder, dass Menschen, die zu einem Therapeuten oder Coach kommen und um Hilfe bitten, unbewusst Programme haben, die Heilung bzw. Erfolg verbieten. Das können alte Buß- oder Sühneprogramme sein, die Übernahme solcher Programme von anderen (geliebten Menschen oder auch ganz allgemein), Fülleverbotsprogramme in den unterschiedlichsten Formen, z. B., weil so ein Glaubenssatz besteht wie „Geld ist schmutzig", „ich habe es nicht verdient", „wenn es leicht geht, ist es nichts wert", „alle Reichen sind korrupt" und Ähnliches. Wenn ich (unbewusst)

Derartiges glaube, darf ich natürlich nicht zu den Reichen gehören, denn dieser Typus ist ja negativ belegt.

Es lässt sich auch immer wieder beobachten, dass sich Gemeinschaften von Menschen zusammenfinden, z. B. in Netzwerkgruppen, die ganz begeistert von ihrer „Profession" – oft einer therapeutischen – sind und alle möglichen Ausbildungen haben, aber immer nur so gerade damit ihren Lebensunterhalt bestreiten können. Da kann man Programme finden wie „als Heiler muss ich meine (!) Energie dem zu Heilenden geben", „alle anderen gehen vor, ich komme zuletzt", „für geistiges Wissen darf man kein Geld nehmen" usw.

Oft sind diese Menschen in ihrem Beruf Einzelkämpfer. Wenn dann einer oder eine aus dieser Netzwerkgruppe plötzlich erfolgreich wird, lässt sich oft beobachten, dass diese Person nicht gefeiert und gefragt wird, wie sie das geschafft hat, sondern sie wird angegriffen! Das ist nur zum Teil Neid, weil, wie ich mehrfach feststellen konnte und mir auch andere bestätigt haben, viele sich in dieser „Leidensrolle" gemütlich eingerichtet haben: Man kann allen mit seiner Arbeit so wunderbar helfen und hat geniale Heilerfähigkeiten, und trotzdem darbt man dahin. Auch das ist eine der oben beschriebenen Komfortzonen, das heißt, es ist bei demjenigen mit Stress verbunden, eine neue, erfolgreiche Rolle für sich selbst zu wählen und damit den eigenen Raum zu erweitern. Solange es allen anderen aus der Gruppe genauso geht und man sich bei den gemeinsamen Treffen gegenseitig in der

Rolle des selbstlosen Helfers bestätigen kann, fühlt man sich solidarisch und erhält durch die Gruppe eine Art von Bestätigung. Alle sind irgendwie „verkannt“ in ihren Fähigkeiten, schätzen sich aber gegenseitig hoch und bekommen so die als eigentlich verdient empfundene Anerkennung.

Eine meiner Ausbildungsteilnehmerinnen hat ihren Morbus Bechterew überwunden und wurde daraufhin in ihrer Selbsthilfegruppe angegriffen. Offenbar wollten die anderen weniger wissen, wie sie es geschafft hatte, sondern suchten eher nach Bestätigung dessen, was sie durchlebten.

Auch einige Freunde, denen es finanziell oder auch in anderen Lebensbereichen nicht gut geht, ziehen sich zurück, wenn man plötzlich Erfolg hat. Sehr oft habe ich dann feststellen können, dass diese Menschen alte Programme aus der Kategorie „weltlich versus geistlich“ haben, z. B.: „Ich muss mich zwischen dem geistigen und dem weltlichen Weg entscheiden, und wenn ich den geistigen wähle, dann bedeutet das den Verzicht auf Partnerschaft, Familie und materielle Güter.“ Das haben wir einfach in früheren Leben oft erfahren, egal ob wir selbst ins Kloster gegangen sind oder jemand aus unserem Umfeld das getan hat. Man musste fast in allen geistigen Traditionen Gelübde ablegen, um in einer Art Orden oder Geistesschule aufgenommen zu werden, und je höher man in der Hierarchie stieg, umso mehr Gelübde wurden das. Fast immer gehörte ein Keuschheitsgelübde dazu und oft auch ein Armutsgelübde (siehe Bettelmönche).

Dieses Sich-Einrichten in der „bedauernswerten" Situation, alles zu geben und nichts oder nicht viel dafür zu bekommen – wenn dieses Muster denn für jemanden zutrifft –, hat etwas Märtyrerhaftes und ist manchmal ein heimliches Heischen nach Bewunderung, oft auch eine Hoffnung auf Belohnung im Jenseits. Das kennt unsere Kultur besonders gut. Wenn man herausfinden will, ob jemand wirklich erfolgreich werden will bzw. darf, kann man kinesiologisch oder mit andern Methoden abfragen, wie es für das System ist, erfolgreich zu sein. Man wird in den meisten Fällen schwach testen bzw. mit der Einhandrute einen hohen Wert für Begriffe, die Reichtum umschreiben. Solange vieles im Zusammenhang mit Reichtum hoch aus der Ordnung testet, wird es schwierig mit dem Erfolg*reich*-Sein.

Bewusstsein ist nicht ein Faktor unter vielen (der dann in Wechselwirkung mit den anderen Faktoren tritt und diese mehr oder weniger beeinflusst), sondern Bewusstsein ist alles, was existiert, nur in verschiedenen Zuständen! Was die Quantenphysiker dazu inzwischen zu sagen haben, hat Warnke ganz wunderbar in seinen Vorträgen und Büchern zusammengetragen.

Dabei ist für mich auch das Unterbewusstsein eine Form von Bewusstsein. Wenn jede Zelle Bewusstsein hat, wovon inzwischen viele überzeugt sind, ist das ein entscheidender Faktor für Heilung. Inwieweit dieses – auch um alle Selbstheilungsmöglichkeiten wissende – Zellbewusstsein aktiv werden kann, hängt aber vom „Chef-Bewusstsein" ab, das heißt vom Bewusstsein des übergeordnet als Ganzes funktionierenden Individuums Mensch. Wenn das Individuum in seinem auf alle Teile wirkenden Unterbewusstsein noch wie auch immer geartete Heilungsverbote laufen hat (als aktive Programme), wirkt das beschränkend auf die Möglichkeiten der einzelnen Zellen. Es ist wie in einer Firma: Die einzelnen Mitarbeiter können noch so gute Ideen haben, wenn der Chef nicht dafür offen ist, wird nichts davon umgesetzt.

Es sind immer *Illusionen*, wenn uns Beschränkungen, in welcher Form von Glaubenssätzen auch immer, begegnen. Man muss für sich selbst als Wahrheit erkennen, dass es (unwahre) Glaubenssätze sind, die da wirken, damit man sie wirklich loslassen kann. Es geht um einen bewussten Akt, neue Absichten für sein Leben zu setzen.

Wenn die Beschränkungsmuster entfernt sind,
kann das „Erfolgs-Ch'i" fließen.

Dabei bleibt die *Erfahrung* aus dem alten Erleben! Unsere Seele hat ja ganz bewusst gewählt, diese zu machen, um die Gelegenheit zu haben, das Thema zu erlösen.

Wir können immer Zugang zu der inneren Weisheit haben, die uns darüber Auskunft gibt, was wahr ist und was nicht. Oft ist dieser Zugang aber verbaut, weil wir aufgrund früherer traumatischer Erlebnisse meinen, dieser eigenen Herzenswahrheit nicht mehr trauen zu können. Wenn wir deshalb einen Panzer errichtet haben (oft aus mehreren

Schichten), kommen wir einfach an diese eigentlich grundsätzlich vorhandene Urinformation nicht mehr dran. Es gibt außerdem den oben schon erwähnten „Wächter auf der Kiste", den man eingesetzt hat, weil man sicherstellen wollte, dass das Verdrängte nie wieder hochkommt. Dann muss man es erst erreichen, dass dieser Wächter entlassen wird, sonst kann man das entsprechende Programm gar nicht erst testen.

Es sind oft sehr kopfgesteuerte Menschen, die ihre Rationalität betonen, bei denen man viele Meta-Verhinderer findet. Sie wollen immer alles „verstehen" und meinen damit das Verstandes-Verstehen.[16] Das ist aber immer nur die „relative Wahrheit".

Die „absolute Wahrheit" geht über das Herzenswissen! Hier findet sich die Essenz.

Dazu hat unter anderem Gregg Braden sehr Lesenswertes geschrieben. Weil im Herzen unsere Gefühle angesiedelt sind und Verletzungen natürlich eben diese Gefühle betreffen, ist bei Verdrängungen und anderen Traumata dieser Zugang zum Herzenswissen verschlossen. Und wo sind wir am tiefsten verletzt worden? Wenn wir geliebt haben! Auch Erpressung und Folter funktionieren am stärksten, wenn es

[16] Es sind 4 % der Realität, die nach den Erkenntnissen der modernen Physik bisher erforscht worden und unserer bewussten Wahrnehmung zugänglich sind; der Rest sind Dunkle Materie und Dunkle Energie, die im sogenannten Vakuum angesiedelt sind (siehe die Forschungen zum Nullpunkt-Feld).

nicht um uns selbst geht, sondern um die, die wir lieben. Es erfordert sehr viel Mut, an diese Programme zu gehen.

Wie oft haben wir ein spontanes Gefühl zu etwas, das uns entweder Anziehung oder Ablehnung signalisiert, und unser Verstand findet tausend Gründe, warum wir das Gegenteil zu dieser spontanen Eingebung tun sollten. Meist sind es vermeintliche „Sicherheiten". Die gibt es aber im Außen sowieso nicht, wie alle spirituellen Traditionen lehren. Wenn wir aus solchen „Sicherheitsgründen" z. B. einen Job annehmen, bei dem sich schon nur bei der Vorstellung, dort zu arbeiten, alle Haare sträuben, ist nur eines garantiert, nämlich dass wir dort krank werden, wenn wir das lange genug machen.

Das alles ist den meisten nicht neu – trotzdem verhalten sie sich entgegengesetzt. Die Gründe? Angst! Meistens ist es Existenzangst oder die Angst, nicht geliebt zu werden (z. B., weil man Erwartungen nicht erfüllt). Wie uns die spirituellen Lehren aber auch alle sagen, werden wir genau dann von anderen geliebt, wenn wir uns selbst lieben. Hier steckt genau der Haken.

Es sind mehrere Dinge, die sich gegenseitig bedingen, und weil sie gleichzeitig in der natürlichen Ordnung sein müssen, ist es ein längerfristiges Projekt, wirkliche Harmonie auf allen Ebenen zu erreichen. Die beiden Hauptvoraussetzungen sind Selbstliebe und Vertrauen (hierin steckt das ganze Gottesthema einschließlich der Verbindung zu Mutter Erde).

Das sind nicht zufällig die am schwersten zu erreichenden Geisteszustände. Aber genau deshalb sind wir hier. Überall da, wo wir nicht im Frieden mit Teilaspekten von diesen großen Themen sind, zeigt uns das Universum per Resonanzgesetz die dagegen sprechenden Glaubenssätze über das, was uns im Leben widerfährt.

Zu der Selbstliebe gehört sehr viel Sanftheit. Die meisten Menschen gehen aber nicht sanft mit sich selbst um. Meist, weil sie – bewusst oder unbewusst – glauben, mangelhaft zu sein, nicht gut genug, Fehler gemacht zu haben oder irgendwelchen Ansprüchen nicht zu genügen. Alles Illusion! Wie heißt es in „Gespräche mit Gott": Wir sind von Natur aus (!) vollkommen und können gar nicht aus der göttlichen Liebe herausfallen. Wer von uns glaubt das zutiefst? Ich behaupte: fast niemand. Wenn ein Satz wie „Ich bin ein vollkommener Ausdruck der göttlichen Schöpfung." mit der Rute als im Ausgleich getestet wird, heißt das, dass er widerspruchsfrei gedacht werden kann, es also kein Gegenprogramm gibt. Nur wenn das der Fall ist, sind solche Sätze und ähnliche als Affirmationen sinnvoll.

Es geht, wie gesagt, letztendlich immer um die großen Themen Vertrauen und Selbstliebe. Die Blockaden dazu sind aber durch unterschiedliche Erleben verursacht, und es reicht ganz sicher nicht, einfach diese Oberthemen in die Loslassformulierung einzusetzen. So „abstrakt" funktioniert das nicht, weil damit keine Bewusstwerdung der Schritte der eigenen Seelenreise verbunden wäre.

Realität

David Bohm sagt in seinem Buch „Die implizite Ordnung": „Unsere Vorstellungen vom Bewusstsein (müssen) weit genug sein, dass sie ‚die Realität im Ganzen' beinhalten können." Die Frage ist also für jeden Einzelnen, was für ihn Realität ist – was er als Realität annimmt, welche er ausblendet, und was er an für ihn „Neuem" in sein System hereinlässt, sodass er überhaupt erst prüfen kann, ob er es annehmen möchte oder nicht. Vieles fällt von vorneherein unter die „Zensur", weil man es – aus Angst vor dem Thema selbst oder auch aus Angst vor dem Ausbrechen einer großen Wut über Erlebtes – sofort ausblendet.

Es geht beim Bewusstwerdungsprozess darum, zuerst den Wahrnehmungsspielraum und dann den Handlungs- bzw. Entscheidungsspielraum zu vergrößern. Eine große Herausforderung ist die Auseinandersetzung damit, was für die neue Physik „Realität" ist. Das ist bei den meisten Wissenschaftlern noch nicht angekommen.[17] Die Welt setzt sich nicht „aus grundlegenden Objekten oder ‚Bausteinen' zusammen. Es gilt vielmehr, die Welt als ein universelles Fließen von Ereignissen und Prozessen anzusehen", eine „ungeteilte Ganzheit in fließender Bewegung", wie Bohm es formuliert.

Das ist etwas ganz anderes, als uns unsere Sinneswahrnehmung präsentiert. Es hat sich viel verändert seit dem „ato-

[17] Siehe dazu mein Buch „Swing Time – Fast nichts und die Folgen".

mos" der alten Griechen, zumindest für die Kulturen der westlichen Welt. Die östlichen Philosophien hatten schon immer ein sehr viel dynamischeres Weltbild, in dem das ständige Fließen zwischen den Polen Yin und Yang eine vertrautere Vorstellung ist.

Unsere jetzige Kultur wurde von Descartes geprägt, der Geist und Materie grundsätzlich als voneinander getrennt ansah. Das hat einen ganz wesentlichen Aspekt auch für unsere Erlaubnis, materielle Fülle zuzulassen. In den meisten Köpfen der westlichen Welt spukt, wie gesagt (und wie man testen kann), noch die Vorstellung herum, dass man sich *entweder* für den geistigen *oder* für den weltlichen Weg entscheiden muss, das heißt, dass beides nicht miteinander vereinbar ist. Es testen oft alte Erleben, in denen man allem Weltlichen entsagt hat, seinen ganzen Besitz einem Kloster verschrieben, alles verschenkt oder das Erbe ausgeschlagen hat, um ins Kloster zu gehen. Das Eremiten-Dasein in einer Höhle im Himalaya als Voraussetzung für Erleuchtung ist auch oft noch präsent. Und: Alles, was im weitesten Sinne mit Askese und Verzicht zu tun hat, ist weit verbreitet.

Dabei muss man nicht alles selbst gelebt und erlebt haben, um eine Ladung auf dem Thema zu haben, sondern es genügt, es gesehen oder auf andere Weise einfach nur mitbekommen zu haben. Wenn man es schrecklich fand, dass der jüngste Bruder gezwungen wurde, ins Kloster zu gehen, und so etwas angesprungen ist wie „Nie will ich das tun müssen!", reicht das vollkommen aus für die Setzung eines Seelenprogramms. Eine meiner Lehrerinnen erzählte dazu das Beispiel, dass ihre Reaktion als Kind, als sie zum ersten Mal jemanden im Rollstuhl sitzen gesehen hat, war: „Ich will nie im Rollstuhl sitzen!" Jedes „Nie wieder!" ist hoch geladen und damit fast so etwas wie eine Garantie dafür, dass das abgelehnte Erleben irgendwann Realität wird. Sobald das Bild mit Angst oder einer anderen heftigen Emotion belegt ist, wirkt es. Wenn ich „nie im Rollstuhl sitzen" will, habe ich das Bild vor Augen, im Rollstuhl zu sitzen, und dieses Bild ist stark geladen, das heißt, es erzeugt Resonanz. Je stärker die Angst ist, umso schneller lädt sich das Bild auf, und umso wahrscheinlicher wird es, genau das zu erleben.

Nach meiner Erfahrung ist eine Therapie wenig hilfreich, solange sie nicht wirklich erreicht, in die Neutralität gegenüber dem Probleme verursachenden Thema zu kommen, das heißt, solange sie jemandem nicht die emotionale Ladung nimmt, die er darauf hat (nochmal zur Erinnerung: nicht, um die Erfahrung auszulöschen). Es gibt verschiedene Möglichkeiten zu neutralisieren, das heißt, es muss nicht die Loslass-Formulierung sein, die ich benutze. Meditation verfolgt ja auch das Ziel, inneren Frieden zu erreichen, und es gibt viele andere Möglichkeiten. Wichtig ist, dass der Frieden echt ist, also tief empfunden, und nicht nur oberflächlich ausgesprochen und vom Verstand gesteuert.

Das griechische Wort „Kosmos" bedeutet „Ordnung". Je tiefer wir diese Ordnung verstehen, umso mehr wächst unser Bewusstsein, oder, anders ausgedrückt, umso höher ist unser Bewusstseinszustand. Und umso mehr erschließt sich uns der Sinn dessen, was geschieht, allgemein und auch in Bezug auf unser persönliches Leben.

Die Folge ist, immer weniger zu hadern, zu kämpfen oder auf eine andere Art und Weise unsere Energie zu verschwenden und wieder neue Resonanzen aufzubauen – letztlich also, uns selbst zu beschränken. Ganz einfach, weil immer mehr Illusionen sich auflösen. Es gibt für vieles eine tiefere Bedeutung, die wir nicht verstehen, solange wir uns nicht auf diese höheren Ebenen begeben. Wenn wir diese Ordnung erkennen und unseren individuellen Seelenplan als Baustein darin, können wir uns im wahrsten Sinne des Wortes „verwirklichen" und es findet Heilung statt.

Im schamanischen Weltbild gehört das ganze Umfeld eines Menschen zu seiner Ordnung und wird in den Heilungsprozess miteinbezogen. Dazu sagt Capra in seinem Buch „Wendezeit": „Das herausragende Charakteristikum der schamanischen Auffassung von Erkrankung ist der Glaube, dass menschliche Wesen integrale Bestandteile eines geordneten Systems sind, und dass jede Erkrankung die Folge irgendeiner Disharmonie mit der kosmischen Ordnung ist. [...] Dementsprechend misst die schamanische Therapie der Wiederherstellung der Harmonie, des Gleichgewichts innerhalb der Natur, in den menschlichen Beziehungen und in den Beziehungen zur spirituellen Welt große Bedeutung bei. Selbst kleinere Erkrankungen und Beschwerden wie Verstauchungen, Knochenbrüche oder Bisse werden nicht auf zufälliges Pech zurückgeführt, sondern gelten als unausweichliche Manifestationen der umfassenderen Ordnung aller Dinge." Heilung beinhaltet damit auch, den Patienten wieder in die kosmische Ordnung zu integrieren und ihn einen Sinn hinter dem Geschehen (und dem Schmerz!) erkennen zu lassen. Das ist eine sehr umfassende und wirklich systemische Sichtweise.

Ich gehöre zu denen, die glauben, dass nichts Zufall ist, und alles, was wir bisher nicht erklären können, nur etwas ist, dessen tiefere Bedeutung wir noch nicht verstanden haben. Ich glaube wie Bohm, dass es zu immer mehr Harmonie führt – Harmonie von uns selbst mit unserem Körper, mit den Menschen in unserem Umfeld und mit der Natur –, je mehr der Bedeutung von dem Geschehen in uns und um uns herum wir verstehen.

Geistige Programme ändern sich oft schon nur dadurch, dass sie erkannt werden, also durch Bewusstwerdung. Bestimmte Mechanismen, die vorher unbewusst wirken konnten, funktionieren in dem Moment nicht mehr, in dem sie durchschaut sind. Das ist wie bei dem kindlichen Glauben an den Weihnachtsmann: Wenn diese Illusion einmal geplatzt ist, lässt sie sich nicht mehr erzeugen; diese Einsicht lässt sich nicht wieder rückgängig machen.

Es gibt ein schönes buddhistisches Beispiel zu diesem Thema: Ein Mann steuert im Nebel ein Boot. Plötzlich sieht er ein anderes Boot direkt auf sich zukommen. Er ruft mehrfach laut, der Steuermann dieses Bootes solle ausweichen, und er wird immer lauter und wütender dabei, weil das andere Boot ungeachtet seiner Warnungen weiter direkt auf ihn zu steuert. Er rastet aus, weil der andere nicht reagiert. Erst als es ganz nah ist, sieht er, dass niemand in dem Boot sitzt! In dem Moment platzt alle Wut, weil er erkennt, dass es niemanden gibt, auf den man wütend sein könnte. Die ganze Emotion löst sich in Nichts auf.

Es gibt unterschiedliche Ebenen, auf denen sich die Dinge abspielen – mehr oder weniger subtil, mehr oder weniger feinstofflich, oder wie auch immer man das nennen will. Die eine Ebene ist nicht wirklicher als die andere. Ich halte es nicht für angebracht, jemandem mit einem Problem, z. B. körperlichem Schmerz, zu sagen, das sei alles eine Illusion in dem Sinne, dass er sich da nicht weiter drum kümmern soll. Das hilft ihm selten weiter. Aus einer bestimmten Perspektive *ist* es eine Illusion, aber man sollte ihm trotzdem auf der körperlichen Ebene helfen, wenn man kann. Auch geistige Programme sind *da*, also eine Form von Realitätserfahrung, und sie wirken!

Wenn man z. B. Angst vor Spinnen hat in einem Land, in dem es keine giftigen Spinnen gibt, mag das unsinnig erscheinen, aber diese Angst wirkt, und sie hat für denjenigen unter Umständen schwerwiegende Folgen. Es ist eine falsche Annahme, es gäbe ein objektives Kriterium für Sinn. Das ist nicht der Fall. Sinn hat etwas für jemanden oder nicht, und das ist abhängig von den Erfahrungen und Kontexten, in denen derjenige bisher gelebt und gedacht hat. Auf dem Bahnhof ein Liebespaar einen herzergreifenden Abschied nehmen zu sehen mag für jemanden, der gerade verlassen worden ist, ein riesiges Drama sein, und für jemanden, der gerade in einer glücklichen Beziehung lebt, ein schöner Anblick.

Die Voraussetzungen für Heilung schaffen

Die Entwicklung von positiven, lebensbejahenden Einstellungen funktioniert nur nach dem Beseitigen der negativen Einstellungen. Es gibt eine Frage, deren Beantwortung deutlich macht, ob der oder die Betreffende grundsätzlich auf der „positiven" oder der „negativen" Seite des Lebens zu stehen glaubt: „Glaubst du, in einem freundlichen oder einem feindlichen Universum zu leben?" Wenn jemand das Letztere empfindet, kann man weiterfragen, ob derjenige glaubt, dass das Universum allgemein oder nur ihm gegenüber feindlich ist. Man spürt diese „Grundhaltung" meist schon nach wenigen Minuten im Gespräch, es ist aber trotzdem sinnvoll zu fragen, damit derjenige sich bewusst wird, was er da glaubt. Es gibt offensichtlich viele Menschen, die das Leben als feindlich erleben, und man kann darangehen, ihnen klarzumachen, dass es *ihre* Programme sind, die da wirken, und dass sie etwas daran ändern können.

Es gibt noch weitere spannende Fragen, die die Bereitschaft zum Gesundwerden aufdecken:

- „Wie sähe dein Leben aus, wenn du vollkommen gesund wärst?"

- „Glaubst du, dass das, was du jetzt lebst, das ist, wozu deine Seele hierhergekommen ist?"

- „Ist das Leben, das du jetzt lebst, dein eigenes?"

Man kann beim Stellen dieser Fragen schon an der Mimik sofort sehen, ob hier ein klares „Ja!" die Antwort ist oder nicht. Es wird dadurch auch dem Befragten klar, dass es Gegenprogramme gibt, wenn er nicht klar antworten kann.

Wenn man „vordergründig", das heißt mit dem Wissen seines Wachbewusstseins gesund werden will, es sich aber herausstellt, dass es Programme gibt, die unterbewusst wünschen lassen, diese Erde zu verlassen, wird derjenige nicht gesund werden, egal, wie viele Anstrengungen man zur Heilung unternimmt. Nach dem Transformieren von Gegenprogrammen kann sich derjenige aber neu entscheiden, nämlich für ein „Ja" zum Leben, und diese bewusste Absichtserklärung ist elementar für den Heilungsprozess.

Meine Heilung ist ausschließlich eine Entscheidung, die zwischen mir und dem Universum getroffen wird! Alle Therapeuten und therapeutisch Tätigen drumherum können dabei nur unterstützen. *Das* Buch zum Thema, dass sogenannte „Heiler“ nicht heilen, sondern „zurücktreten“ und „einer höheren Macht die Führung überlassen“ müssen, ist „The Reconnection“ von Eric Pearl . Es ist für mich ein Highlight insgesamt zu dem Thema, was Heilung eigentlich ist und was es mit der Demut auf sich hat, um den Heilungsprozess wirksam zu unterstützen. Nebenbei: Es gibt viele Studien darüber, dass glückliche Menschen gesünder sind und solche mit einem Glauben an den Sinn des Lebens wesentlich bessere Heilungschancen haben als Menschen, für die das nicht zutrifft.

Wenn man einen therapeutischen Beruf hat, ist man gut beraten, sich nicht als denjenigen zu sehen, der für die Heilung verantwortlich ist. Sonst besteht die Gefahr, dauernd deprimiert zu sein, weil man glaubt, bei allen versagt zu haben, bei denen man es nicht „schafft“, sie zu heilen. Das ist einfach ein Missverständnis: Es ist niemandes Aufgabe, *alle* zu heilen, die zu einem kommen, sondern denen zu helfen, die sich helfen lassen möchten, und bei den anderen ihren Seelenweg zu respektieren. Verantwortlich ist man dafür, jeweils sein Bestes zu tun, und wenn ich bei jemandem Heilungsblockaden teste, mache ich ihn darauf aufmerksam. Ich sage ihm auch, dass es seine Entscheidung ist, ob ich weiter nach diesen Blockaden forschen soll, um dann tiefer zu schauen, und dass ich akzeptieren werde, wenn er das nicht will. An der Reaktion merkt man sofort, ob derjenige diese Blockaden angehen möchte oder nicht. Nur, wenn ich ein klares Ja bekomme, teste ich in meinen Speziallisten dazu weiter. Auf jeden Fall lasse ich die Person wissen, dass sie die Wahl trifft!

Ein ganz wichtiger Punkt: Heilung wird erst möglich, wenn Dankbarkeit empfunden wird – für viele eine große Herausforderung, vor allem, wenn sie heftige Symptome haben. Es ist aber immer wieder festzustellen, dass es so ist, und wird deshalb in vielen Büchern über das Resonanzgesetz thematisiert.[18] Wenn es Protestprogramme gibt – gegen Gott, die Welt, Mutter, Vater oder wen auch immer –, sollte man diese zuerst angehen.

Wenn jemand nicht bereit ist, seinen Groll loszulassen, wird keine Heilung stattfinden.

Nach dem Loslassen braucht es oft eine Zeit, bis das Thema wirklich abgebaut ist. Auch wenn unmittelbar danach die getestete Ladung weg ist, dauert der Prozess teilweise noch an. Es ist dann Vorsicht geboten, weitere Themen anzugehen, weil das System damit überfordert werden könnte. Das lässt sich aber jederzeit austesten.

18 Zum Beispiel Thomas Young: Willkommen im Herzen; Rhonda Byrne: The Secret; Wayne Dyer: Mit Absicht – Den eigenen Lebensplan erkennen und verwirklichen; Robert Betz: Willkommen im Reich der Fülle

Die Kraft des „ICH BIN“

In unserer Geistestradition heißt es, dass Gott Moses auf dessen Frage, wer er ist, geantwortet hat mit „ICH BIN, der ICH BIN!“ Dieses „ICH BIN“ ist die stärkste Formulierung, die wir als Absichtsbekundung nutzen können. Es wird deshalb in vielen Büchern geraten, sehr genau darauf zu achten, wann man Sätze mit „Ich bin“ anfängt. Keine gute Idee sind danach Äußerungen wie „Ich bin krank“, „Ich bin unfähig, das und das zu tun“, „Ich bin immer der letzte, der drankommt“ und ähnliche „Selbstdefinitionen“.

Vor einiger Zeit habe ich in einer Meditation noch tiefer verstanden, wie Resonanz funktioniert: Ich bin immer schon im Feld meines Höheren Selbsts, meines Heil-Seins, im Feld Erzengel Michaels, des Reich-Seins usw. Als ich mich konzentrierte auf „ICH BIN in meiner Urlicht-Quelle“, spürte ich, dass ich mit diesem Gefühl, da drin zu sein, angedockt habe an alle anderen Felder, die nicht irgendwo außen um mich herum sind, sondern *in denen* ich mich längst bewege! Es geht darum, meine Frequenz *anzuschalten*, mit der ich in Resonanz zu den Feldern gehen kann, deren Energie ich nutzen möchte. Ich halte mich bereits darin auf, denn sie sind immer schon da. Ich darf mich jederzeit entscheiden, ihre Frequenz einzulassen.

Ich schalte z. B. mit „ICH BIN über meine Urlicht-Quelle verbunden mit der Erzengel-Michael-Qualität zum Loslassen“ auf „Ein“ und bin dann direkt verbunden mit den Michael-

Energien, die helfen können, das alte Muster loszulassen, wenn die Absicht dazu bekundet ist. Für unsere Vorstellung gibt es die Hilfe, dass Michaels Lichtschwert die alten energetischen Verbindungen abtrennt, aber das ist nur eine Hilfskonstruktion. Es passiert sofort bei Absichtsbekundung, wenn ich *fühle*, dass ich in Resonanz mit dieser Michael-Qualität bin. Ich habe diese Qualität immer schon in mir, und diese Frequenz kann ich anschalten. Wenn ich das tue, *bin ich* angeschlossen an das große Michael-Feld, das überall immer IST und mich beim Loslassen unterstützt.

Alle diese Felder, ob Heil-Sein, Engel oder Reichtum, sind immer überall, nur ich bin nicht auf Empfang (in Resonanz), wenn ich diese Qualität in mir nicht spüre (angeschaltet habe).

Die Michael-Qualität ist also sowohl in mir als auch im Außen, wo ich dann an das ganze riesige Feld dieser Qualität angedockt habe und so Hilfe und Unterstützung erfahre.

Es ist wie bei dem genannten Radio-Beispiel: Es steht immer im gesamten Feld aller Senderfrequenzen, aber wenn es niemand einschaltet, bleibt es stumm. Ich kann, wenn ich eingeschaltet habe, *alle Sender wählen, die ich möchte* – beim Radio allerdings immer nur einen und nicht alle gleichzeitig. Mit meinem Bewusstsein kann ich an unendlich viele angeschlossen sein. Es ist wie das Radio eine Empfangsstation. Wenn ich (per Gefühl!) sende, womit ich mich verbinden will, dann kommt die stehende Welle mit dem entsprechenden universalen kosmischen Feld zustande, und es kann geschehen. Das ist das ICH BIN. ICH BIN im Feld all dieser Schwingungen, nach denen ich mich so lange gesehnt habe.

ICH BIN im Feld des Reichtums, und das ist unendlich.
ICH BIN heil im Feld des Heil-Seins, und das ist unendlich.
ICH BIN vollkommen im Feld der vollkommenen Schöpfung.
usw.

Deswegen sind wir göttlich, aber nicht Gott; in der Michael-Energie, aber nicht Erzengel Michael ... Ich kann mich mit meiner Urlicht-Quelle immer anschließen an dieses Feld. Es funktioniert alles andere nicht, solange ich nicht den tiefen Glauben daran habe, göttlich zu sein und mich selbst nicht liebe. In Kontakt mit meiner Eigenliebe und dem Bewusstsein des Göttlichen zu sein heißt, die eigenen Frequenzen der entsprechenden Energie anschalten *und damit aussenden zu können*. Erst dann kann die Resonanz (= der Empfang) stattfinden und ich erfahre z. B. Liebe von außen.

Die roten Ampeln sind die Glaubensmuster,
die mir verbieten, auf „Ein" zu schalten bzw. zu fühlen,
dass ich diese Qualität bin (!); die mir verbieten,
das zu sein, was ich längst schon bin,
und da zu sein, wo ich schon längst bin.

Das ist natürlich genau das, was alle spirituellen Traditionen immer schon sagen, für mich war es aber eine Offenbarung zu erfahren, mich *in* all diesen Feldern *gleichzeitig* spüren zu können. Wir denken immer noch meist, wir würden an etwas im Außen andocken, wenn wir in Resonanz gehen. Das stimmt nicht! Was passiert, ist, dass wenn wir das Gefühl von „reich sein" erzeugen, wir den Schalter zum kosmischen Feld des Reichtums, in dem wir uns schon immer bewegen, auf „Ein" schalten, und damit kann die Fülle in unsere Realität treten, die immer schon für uns bereitsteht.

Wenn unser Herz nicht beteiligt ist, das heißt seine Frequenzen nicht per Gefühl sendet, kann von außen nichts Hilfreiches passieren. Hierzu kann ich nur wieder die Vorträge von Robert Betz empfehlen, in denen es immer um dieses Bewusstsein geht. Es ist die Emotion, die das Aussenden der Frequenzen triggert, nicht der Verstand!

Teil III: Fallgeschichten

Zuerst noch drei meiner eigenen Testungen

Erster Fall

Ein Säugling schrie seit der Geburt sofort nach dem Aufwachen, und auch jedes Mal, wenn er Hunger hatte, extrem heftig und war durch nichts zu beruhigen. Dann schluckte er so gierig, dass er regelmäßig die Hälfte wieder ausspuckte und dementsprechend auch immer nur kurze Zeit satt war. Ich hatte zuerst mehrere Möglichkeiten im Zusammenhang mit alten Verhungerungserleben vermutet, aber das testete alles nicht. Dann hatte ich als Bild eine Wüste mit einem Wasserloch und es kam sofort dazu, dass dieses Wasser vergiftet worden war. Das Erleben war, kurz vor dem Verdursten an ein Wasserloch gekommen zu sein, ganz gierig getrunken und deshalb erst zu spät bemerkt zu haben, dass er da Gift trank. Das hatte damals den Tod zur Folge gehabt. Es testete auch der Begriff „Existenzkonflikt", was kein Wunder war: Viel existenzieller, als kurz vor dem Verdursten zu sein und gleichzeitig zu wissen oder Angst davor zu haben, dass das lebensnotwendige Element tödlich ist und man nicht trinken darf, obwohl man es vor der Nase hat, geht wohl kaum.

Zweiter Fall

Eine Frau rief mich an wegen starker Schmerzen im unteren Rücken. Sie sagte, es ginge von der linken Pobacke aus teilweise bis hinunter in den Fuß. Ich testete nichts an der Wirbelsäule oder am Steißbein, sondern dass ein Muskel hoch ist. Es war nicht der Gluteus maximus, also schaute ich im Anatomie-Atlas nach und fand den „kurzen Schenkelanzieher" mit 7 hoch testend. Als Auslöser fand ich eine Person, männlich, zwischen 50 und 60 Jahre alt. Es war nicht ihr Mann und auch kein Blutsverwandter. Ich fragte, wer ihr einfiele, und sie kam beim zweiten Menschen, den sie nannte, auf ihren Schwager. Der testete sofort hoch. Sie meinte, mit dem sei doch alles in Ordnung und sie hätten keine Auseinandersetzung gehabt, aber ich bekam ihn auch bei erneuter Testung. Dann fiel ihr ein, dass es etwas gibt, was sie „ihm nie verzeihen wird". Es war über 20 Jahre her und bestand aus zwei Elementen: Einmal hatte er zu ihr gesagt, sie solle sich mal zurücknehmen mit ihrer Selbstherrlichkeit, und das nur, weil ihre Schwester festgestellt hatte, dass sie ein neues Kleid anhat, also ein eigentlich völlig unpassender Anlass für einen Vorwurf der Selbstherrlichkeit. Das hatte sie auch damals nicht verstehen können und war sehr verletzt; hinzu kam, dass ihre damals kleine Tochter an einem abbröckelnden Stück Putz an der Hauswand spielte, worauf er sagte, dass „stünde dem Kind nicht zu, an dem Haus herum zu kratzen". Das so Verletzende an dieser Situation war für sie, die Mutter, dass gerade die Diagnose gestellt worden war, dass das Kind aufgrund eines Impfschadens später im Rollstuhl sitzen müsse, was auch jetzt, wo sie erwachsen ist, der Fall ist. Also gerade in dieser dramatischen Situation beschimpfte der Schwager das Kind wegen einer Nichtigkeit, was sie überhaupt nicht fassen konnte. Sie hatte ihm tatsächlich nicht verziehen, und dann war mir auch klar, warum der „kurze Schenkelanzieher“ hoch testete: Sie wollte diesem Schwager eigentlich einen kräftigen Tritt in den Hintern geben, was sie, als ich ihr das sagte, auch sofort vehement bestätigte. Dieser zurückgehaltene Wutimpuls steckte noch im Muskel. So können Vorfälle, die lange zurückliegen, plötzlich ins Gedächtnis schießen und ein Symptom verursachen, und es war in diesem Fall auch so, dass die Frau kurz vorher mit ihrer Tochter über diesen Onkel gesprochen hatte. Das war der Auslöser des alten Haders.

Dritter Fall

An einem Nachmittag, an dem mich eine Freundin mit zu einer Heilerin genommen hatte, weil ich sie kennenlernen sollte, habe ich dieser selbst schon lange energetisch und geistheilerisch tätigen Freundin einige Programme geholt. Wir haben sie neutralisiert, und ich habe ihr die Loslass-Formulierung geschickt, damit sie selbst damit weiterarbeiten kann. Sie mailte mir:

„Hallo liebe Uschi,
nun nach fast 3 Wochen darf und will ich Dir eine kleine aber dankbare ‚Wie-ich-mich-fühle'-Mail schreiben.
Ich bin schwer am ackern mit meinen Seelenmustern und sie zu verabschieden. Das klappt super und ist auch zu sehen und zu spüren. Ich bin pure Lebensfreude ohne Anstrengung. Mein Geschäft hat einen tollen Aufschwung bekommen.
AAAAAAAABER das Beste kommt jetzt: Ich habe gaaaanz vorsichtig am Dienstag Suppe mit Zwiebeln, Blumenkohl,

Kohlrabi, Lauch und andere Dinge gegessen (seit 27 Jahren nicht mehr wegen Koliken, die schlimmer waren als Wehen). Ich habe darauf gewartet, dass etwas passiert – nix da..... auch nicht nach Stunden, ich habe einfach alles vertragen. Ist das nicht super, was Du mir geschenkt hast!!!!!!
*Einen ganz dicken Knutscher :-**
Heute habe ich eine Gulaschsuppe ausprobiert, (das ging auch nicht mehr); alles gut vertragen ohne Schmerzen. Eis ohne Schmerzen, mal ganz neu die kulinarischen Genüsse zelebrieren, ein ganz neues, schönes, glückliches Gefühl .....
Danke, einfach wunderbar."

Erfahrungen und Erlebnisse mit der CH'I-Systemik

Hier mehrere Berichte einer Heilpraktikerin, die bis dahin ca. 50 Harmonisierungen auf Körperebene durchgeführt hatte. In ihren eigenen Worten: „Die beeindruckendsten Ergebnisse hier: Ein Junge im Alter von dreieinhalb Jahren hatte Schwierigkeiten, sich auszudrücken. Er wurde richtig sauer, wenn er die richtigen Worte nicht finden konnte (die er jedoch in seinem Kopf hatte). Wir haben getestet, gestrichelt und die Mutter hat stellvertretend für ihn die Schocks etc. losgelassen. Einige Tage später hat sie mir berichtet, dass er sich viel besser ausdrücken kann und mitteilen, was er möchte." Getestet wurde eine Verbesserung von ca. 80 %.

Ein Mädchen (17 Jahre) kam mit einer Art „Krampfader" im Mund, die sich immer wieder mit einem Sekret füllte. Laut Zahnarzt sollte diese chirurgisch entfernt werden, sie hat aber große Angst vor Spritzen. Nach der Harmonisierung (ca. zwei Wochen später) war die „Krampfader" zu ihrer großen Erleichterung völlig weg.

Eine Woche nach der Harmonisierung einer Katze mit Stricheln von „Störung durch Parasiten" haben die Halter zweimal Würmer in deren Kot gefunden. Die Besitzer der Katze waren sehr beeindruckt, da die Katze ja von den Maßnahmen nichts „wissen" konnte.

Harmonisierung einer Frau, Mitte 40: Bei ihr haben sich „Stauungen des Alltags" sehr schnell gelöst. Sie hat innerhalb der nächsten Woche nach längerem Suchen eine neue Arbeitsstelle gefunden und selbst ihre Hecke mit der Gartenschere geschnitten, wobei ihr hinterher auffiel, dass sie sonst Angst davor gehabt und es nie selbst gemacht hatte.

Der Kommentar der Heilpraktikerin: „Das sind mal vier völlig unterschiedliche Beispiele. Mich begeistert es sehr, wenn ich sehe, was sich tut. Für meine Arbeit ist es eine große Bereicherung, da sie den Klienten sehr viel Sensibilität für ihren Körper bringt und gleichzeitig eine Erleichterung auf mehreren Ebenen. Für viele ist es ein Ansporn, weiter zu machen, um z. B. alte Programme loszulassen, die den Lebensfluss einschränken.

Ich bin sehr begeistert, was ich auch für mich erkennen, unterstützen und lösen kann."

Von einer anderen Ausbildungsteilnehmerin: Energiearbeit für das Pferd Mo (Fernbehandlung)

Eine Frau kam wegen der Allergie ihres Pferdes auf Stroh und Heu. Die Allergie wurde in der Tierklinik diagnostiziert. Weil die Besitzerin mehr als 400 km entfernt wohnt, ließ ich mir ein Foto des Pferdes schicken. Das Pferd hustete bei Belastung, wobei sich weißliches Nasensekret entleert. Es steht seitdem auf Sägespänen.

Die Störung durch Schimmelpilzsporen testete auf 7. Diese wurde mit der Sinuskurve behoben und mit der Loslass-Formulierung das Trauma aus dem bisherigen Problem gelöst. Stall und Reiterhof wurden energetisch gereinigt.

Bereits nach drei Tagen erreicht mich diese E-Mail von der Besitzerin: „Gestern habe ich Mo geritten, und mir fiel dabei auf, dass sie mit mir ganz unbeschwert durch die Halle galoppiert ist. Runde um Runde! Sonst stellte sich schnell eine Erschöpfung ein, das heißt, sie fiel bald in Trapp zurück. Und gestern hat sie erst auf meine Hilfen einen Gang zurück geschaltet. Auch ihre Atmung erschien mir ruhiger. Sie hat mich mehrere Male galoppierend umrundet, machte vier Meter vor mir halt, nahm den Kopf so hoch, als würde sie mir sagen wollen ‚Ich kann wieder voll durchatmen'. Das alles ist ja sowas von spannend, ich bin ein unheimlich glücklicher Mensch!"

Natürlich steht das Pferd wieder auf Stroh, der Husten ist weg. Nebenbei sollte noch erwähnt werden, dass nach der Hofreinigung ein liebevollerer Umgang der dort arbeitenden Menschen deutlich sichtbar wurde. Die energetische Reinigung des Umfeldes auf dem Hof hat sich also generell harmonisierend auf die dort Anwesenden ausgewirkt.

Eigenberichte von Ausbildungsteilnehmern

Erster Bericht

„Ich habe die CH'I-Systemik vor ca. 1,5 Jahren kennen gelernt. Da ich starke gesundheitliche Probleme hatte, war ich gespannt, was es bei mir bewirkt. Ich war verblüfft, denn es arbeitete 2 bis 3 Wochen nach der ersten Basis-Behandlung stark in meinem Körper, und ich spürte ganz deutlich die Veränderungen. Mein Leben bekam innerhalb kürzester Zeit mehr Qualität, denn meine Darmblutungen und die krankheitsbedingte 35–45mal tägliche Diarrhoe (die Toilette war schon fast mein Wohnzimmer), die ich jahrelang aufgrund einer schweren Colitis ulcerosa hatte, wurden weniger. Ich hatte viel hinter mir, Schulmediziner wie Heilpraktiker, verschiedene Kliniken, Akupunktur, Bioresonanz, spezielle Diäten, die mir die Ärzte verordneten – nie wurde es so richtig gut, Nach höchstens 4-5 Wochen ging alles wieder von vorne los und wurde noch schlimmer. Ich hatte mich nach 11 Jahren irgendwie damit arrangiert, doch nie aufgegeben und gehofft und innerlich gespürt, dass ich etwas finde, das mir wirklich hilft – auf Dauer.

Aufgrund von Stürzen mit 13 und 21 Jahren, bei denen mein Steißbein jedesmal angebrochen war, hatte ich jahrelang zusätzliche Schmerzen, sobald ich längere Zeit saß. Mein Po fühlte sich auch immer an, als wäre er eingeschlafen, war immer kalt, und auch die zuckenden, kribbelnden Symptome in den Beinen, die ich durch die Stürze seither öfter hatte, verschwanden 6 Monate nach der Grundtestung mit der CH'I-Systemik ganz.

Viele weitere positive Nebeneffekte zeigten sich. Haare und Nägel wachsen wieder besser, meine Blutwerte werden besser, ich nehme an Gewicht zu, was jahrelang aufgrund der Diarrhoe nicht möglich war; ich schwankte deswegen so zwischen 36 und 40 kg immer hin und her. Ich kann dadurch viel mehr Vitamine und Mineralstoffe aufnehmen und speichern und brauche keine 10 Mahlzeiten mehr am Tag. Mein Körper verändert sich seither, alles wird noch positiver. Ich spüre mehr Stabilität, Einheit, habe mehr Lebensqualität, Gesundheit, mehr Kraft, die ich jahrelang so nicht hatte. Normale Dinge wie Kino, Schwimmen, Essen gehen, Rad fahren usw. sind wieder möglich. Die Schulmedizin hat Patienten wie mich ‚aufgegeben', und eigentlich kann es ihr zufolge nicht sein, dass jemand wie ich mit dieser Krankheit gesund wird. Doch es ist die Wahrheit, und ich bin sehr, sehr dankbar für diese wunderbare Möglichkeit, die alles wieder in die Ordnung bringen kann, vorausgesetzt, man will es wirklich."

Zweiter Bericht

Eine Kursteilnehmerin, die auch Tierkommunikation betreibt, wurde für ein Pony mit massiven Hautproblemen um Hilfe gebeten. Sie schreibt: „Das Pony hatte laut Vorbesitzerin viele Beruhigungsmittel und Cortison erhalten, als meine Bekannten es kauften. Er wurde von mehreren Tierärzten untersucht und verschiedene Medikamente ausprobiert, aber es hat alles nur kurz geholfen. Dann kam es in die Pferdeklinik in Telgte und wurde als unheilbar und auf hochdosiertem Cortison eingestellt entlassen (Diagnose ‚unheilbares Hautekzem')."

In diesem Zustand hat die Kursteilnehmerin das Pony kennengelernt, und es war der erste Fall, mit dem sie nach den beiden Basiswochenenden der CH'I-Systemik-Ausbildung gearbeitet hat. Sie hat zuerst mit dem Pony über mentale Kommunikation gesprochen und dabei herausgefunden, dass es bei seiner Kastration sehr grob behandelt worden war. Es musste zweimal kastriert werden, weil das erste Mal ein Hoden hochgerutscht war. Sie hat dann die Kastrationsnarben – innen und außen – gestrichelt und den Stall ausgetestet (u. a. auf Schimmel) sowie Wasser, Wasserleitungen und Futter. Der Stall war weiß gestrichen, aber überall braun von Blut, weil sich das Pony aufgrund des starken Juckreizes der Haut an den Wänden wundgescheuert hatte. Das Tier hat zu diesem Zeitpunkt keinen Menschen an sich herangelassen.

Dann hat sie die Schocks gelöscht sowie die Ladungen neutralisiert in Bezug auf die Kastration und die Behandlung durch die Vorbesitzer. Nach kurzer Zeit verabschiedete sich ein Pickel nach dem anderen, und das Pony hat jeden Menschen freudig begrüßt. Die Ausbildungsteilnehmerin wörtlich: „Ja, so einfach und sooooo wirksam!!!! Auch für mich, es hat mir so viel Vertrauen in diese Arbeit geschenkt! Einfach super!"

Dritter Bericht

Bei dem Mann einer Freundin war im vergangenen Jahr eine Stelle in der Brust links verdickt. Er dachte: „Kommt von alleine, geht auch von alleine wieder!" Irgendwann sagte er aber, dass es doch wohl größer würde, weil er einen Druckschmerz bekam, wenn er sich nachts auf die linke Seite drehte. Er ließ das medizinisch untersuchen, und der Arzt entdeckte eine leicht vergrößerte Milchdrüse – auch Männer haben ja Brustdrüsen – und empfahl, abzuwarten, ob sie sich weiter vergrößert. Wenn ja, könne man es immer noch herausschneiden.

Dann habe ich auf Bitte meiner Freundin getestet, welche Geschichte dahinter steht, und es war sehr spannend, was herauskam: Es testete, dass er in einem Vorleben als Frau sehr viele Kinder gehabt hatte, völlig ausgelaugt war und die Kinder nicht mehr versorgen konnte. Weder hatte (damals) „sie“ genug Milch für den jüngsten Säugling, noch war sie in der Lage, ihre anderen Aufgaben als Mutter zu erfüllen. Es testete, dass sie damals an Auszehrung gestorben war, unter anderem aufgrund großen Eisenmangels. Nach ungefähr 10 Minuten war die Geschichte gefunden. Die entsprechenden Programme wurden gelöst, und in den nächsten Wochen wurde die Verdickung spürbar kleiner. Nach acht Wochen war nichts Vergrößertes mehr in der Brust zu spüren.

Ein halbes Jahr vorher wollte er Blut spenden, wurde aber nicht zugelassen, weil er einen extrem niedrigen Hämoglobinwert hatte. Der Arzt wunderte sich, dass er bei dem niedrigen Eisenwert überhaupt noch laufen konnte. Er hat dann Kräuterblut getrunken und zusätzlich mit einem Heilstein gearbeitet. Nach allen Maßnahmen zusammen war der Eisenwert wieder im gesunden Bereich.

Vierter Bericht

Eine Ausbildungsteilnehmerin rief mich wegen sehr heftiger Schmerzen in ihrem rechten Fuß an. Nachts im Liegen war es auszuhalten, aber tagsüber konnte sie dann kaum noch laufen. Es war im Bereich des Ballens und im ganzen Streifen des Ansatzes der Zehen. Sie war schon mit MRT untersucht worden, und absolut nichts war zu sehen. Ich testete auch weder körperliche Strukturen noch in den Auraschichten und fragte deshalb für verschiedene energetische Körper, aber es kam nichts für einen bestimmten der da möglichen – Schein-, Ersatz-, Phantomkörper und wie sie alle heißen können –, aber wenn ich nach „anderem Körper" fragte, bekam ich einen Ausschlag! Das war schon merkwürdig, aber hinterher wurde mir klar, warum. Ich fragte, ob der Fuß (interessanterweise ja nur einer!) an einer bestimmten Stelle stehe, und bekam den hohen Ausschlag. Dann fragte ich, ob dieser Ort auf der Erde war (was ich nicht vermutet hatte), und das testete. Ich fragte nach Kraftplatz, Schlachtfeld und anderem, bis ich auf „Friedhof" kam – Ausschlag! Und dann schoss mir der Satz in den Kopf „mit einem Bein im Grab"; das war's! Es testete sehr hoch, und die Betreffende sagte auch, dass sie diesen Satz schon sehr früh gedacht habe. Sie erzählte, sie habe ein riskantes Leben als Teenager gelebt und sei sich immer dessen bewusst gewesen, dass sie jederzeit abtreten könne, wenn sie sich dazu entscheidet. Damit war klar, dass sie ihr Leben damals nicht als sehr angenehm empfunden hat, sodass diese Möglichkeit zur Flucht keine Bedrohung, sondern eher ein Sicherheitsgefühl vermittelt hat. Sie hat inzwischen viel an sich gearbeitet und sich klar für das Leben entschieden, und deshalb kamen jetzt die Schmerzen. Ein wunderbares Beispiel dafür, dass der Körper Signal gibt, wenn er bereit ist, das Programm loszulassen!

Jetzt erklärt sich auch der hohe Testwert für „anderer" Körper anstatt wie sonst häufig für einen bestimmten energetischen Körper: Es ging um die Metapher, das Bild „mit einem Bein im Grab stehen". Es war deshalb ja auch nur ein Fuß, und bei dem genau die Stelle, mit der man auftritt, wenn man auf ein tiefer gelegenes Niveau hinunter steigt, während der andere Fuß noch auf der höheren Ebene steht.

Einige Kurzbeispiele, alle von derselben Ausbildungsteilnehmerin

Schlafstörung

Ein kleiner Junge, noch nicht ganz zwei Jahre alt, hatte seit seiner Geburt nie länger als bis vier oder fünf Uhr morgens geschlafen und war auch sehr unruhig, wenn er schlafen gehen sollte. Nach der Körpertestung und der Auflösung der energetischen Blockaden dauerte es noch gut zehn Tage, bis die begeisterte Nachricht seiner Mutter kam, dass der Kleine nun leicht einschläft und im Durchschnitt bis acht Uhr morgens durchschläft.

Asthma

Die Klientin kam gezielt wegen ihres Asthmas und benötigte regelmäßig Cortison-Spray. Nach drei Sitzungen innerhalb von sechs Wochen berichtete sie mir, dass sie das Spray wesentlich seltener braucht. Auch ihre Allergieschübe sind seltener und weniger massiv.

Depressionen

Eine Klientin hatte seit vielen Jahrzehnten mit Depressionen zu kämpfen, die immer wieder auftraten und mitunter zu völliger Lethargie führten. Nach einigen Monaten und regelmäßigen Sitzungen auf die Depressionen angesprochen, wurde ihr bewusst, dass sie schon lange keine depressiven Schübe mehr gehabt hatte.

Zahnschmerzen

Eine Klientin klagte über Zahnschmerzen. Wir haben nach den Themen geschaut, die hinter dem Symptom steckten und diese aufgelöst. Die Zahnschmerzen wurden sofort erträglicher und verschwanden dann innerhalb von zwei Tagen vollkommen.

Arbeit mit kleinen Kindern

Hier arbeite ich ausschließlich über die Mutter, das heißt, das Kind ist nicht persönlich anwesend. Umso faszinierender die Ergebnisse:

Ein Mädchen – kurz vor Schulstart – wollte nachts immer noch Windeln tragen und war nicht davon abzubringen. Hier wurde nur das Thema hinter dem „Symptom" aufgelöst, und etwa eine Woche später hat das Kind entschieden, dass es keine Windel mehr braucht.

Ein noch nicht zweijähriger Junge hatte nach einem dramatischen Unfall unter anderem einen Luftröhrenschnitt. Diese Wunde wollte einfach nicht heilen. Nach der Harmonisierung des Körpers und Entstörung der Narben berichtete die Mutter, dass die Wunde endlich heilt.

Ein knapp fünfjähriger Junge, bei dem bereits eine Niere und die Nebennieren entfernt worden waren, reagierte besonders ungewöhnlich auf die körperliche Harmonisierung und die Narbenentstörung: Seitdem der Junge sich selber anziehen sollte, war das jeden Morgen ein Drama; es dauerte bis zu einer Stunde, und etliche Ermahnungen waren nötig, um ihn dazu zu bewegen. Am Morgen nach der Sitzung war das kein Thema mehr; er zieht sich seither freiwillig und zügig an.

Ein Junge hatte unter anderem mit Essstörungen und entsprechenden Gewichtsproblemen zu kämpfen. Es gab eine große Vater-Problematik zu bearbeiten. Die Mutter berichtete, dass der Junge nach der Sitzung ein paar Tage unerträglich war und sie den Eindruck hatte, dass ihr Ex-Mann dort agiere. Dann war der „Zauber" einfach vorbei und der Junge war er selbst.

Zellbefehle

Eine sehr schöne Erfahrung durfte ich bei einer Klientin erleben, die nach einer Totaloperation vor etwa 10 Jahren extreme Schwierigkeiten hatte, ihre Blase zu entleeren. Das dauerte in der Regel um die 10 Minuten. Inzwischen traten weitere Symptome auf, und die Klientin kam das erste Mal zu mir. Nach der vierten Sitzung berichtete sie, dass ihr Arzt von einer erneuten Operation (das Netz war nicht korrekt eingesetzt) dringend abriet und ihr klar gemacht habe, dass sie mit diesem Problem leben müsse. Außer Elektroschocks könne er für die Muskulatur nichts tun. Ich fragte sie daraufhin: „Können Sie sich vorstellen, dass die Harnröhre sich wieder in ihre richtige Position bewegt?" Daraufhin kam zunächst: „Aber der Arzt hat doch gesagt, da kann man nichts machen ..." Darauf ich: „Darum geht es nicht, können SIE es sich vorstellen?" Das konnte sie und hat dann begonnen, den eigenen Zellen den Befehl zu erteilen, die Harnröhre zu heilen. Etwa 14 Tage später teilte sie mir freudig mit, sie brauche inzwischen nur noch 5 Minuten für die Entleerung der Blase!

Bei einem Krebspatienten habe ich folgende Termine als Daten getestet, an denen ein Schockerleben stattgefunden hat:

- Den Tod des Familienhundes, den er selbst begraben hat,
- die erste Krebsdiagnose,
- das Gespräch mit dem Arzt nach erfolgreichem Verlauf der ersten Chemotherapie, als er davon ausging, er sei geheilt, und der Arzt ihm mitteilte, dass es immer nur einen Aufschub gäbe bei diesem Krebs und er in aller Regel früher oder später wieder zurück kommt,

- die zweite Krebsdiagnose im Jahr darauf.

Aus der Liste von Louise Hay testeten zu diesem Krebs folgende Themen hoch und wurden entladen:

- Angst, nicht zu genügen,
- Kampf, sich zu beweisen und
- Streben nach Anerkennung.

Während der medizinischen Behandlung, jetzt nach dem zweiten Ausbruch des Krebses, ist sehr viel schief gegangen. Eine Vertretung seines eigentlichen Arztes hat die Äußerung dazu, dass er an diesem Krebs irgendwann sterben wird, noch einmal wiederholt. Dann hat man bei einer Biopsie einen Tumor entnommen, der nach der Untersuchung nicht bösartig war, und als die Chemo dann endlich losgehen sollte, war kein Bett für ihn frei. Das alles gipfelte darin, dass man ihn nicht wirklich darüber aufgeklärt hat, wie wichtig es ist, dass er während der Chemo zu Hause ausreichend trinkt. Da er das nicht getan hat, ist er mit akutem Nierenversagen wieder ins Krankenhaus eingeliefert worden. Die Diagnose der Ärzte war, dass die Niere dauerhaft geschädigt sei und man warten müsste, ob sie sich von alleine wieder erholen würde. Die Werte haben sich dann leicht gebessert, aber nicht in der Form, dass die Chemo hätte fortgesetzt werden können.

Aufgrund unseres Gesprächs haben wir dann noch folgende Programme entladen:

- Ich muss es schaffen, alle zu retten,
- weitere Verträge im Zusammenhang mit der Retterrolle,
- Versagensangst,
- Selbstverfluchung.

Die Verträge zur Retterrolle waren übrigens besonders hartnäckig und sind nur mit mehreren Zusätzen aus der Liste der Befreiungsboykotteure zu lösen gewesen. Am Tag, nachdem die Programme gelöscht worden waren, sind die Nierenwerte gemessen worden und sie waren im Normalbereich!

Selbst jetzt beim Schreiben kriege ich wieder Gänsehaut ...

Bericht von Diethard Stelzl

Ein hervorragender Artikel zu alten Angstprogrammen, die sich in diesem Leben als Morbus Parkinson äußern, ist von Diethard Stelzl (CO'MED 10/11). Er beschreibt darin die bei ihm selbst gefundene Geschichte aus einem früheren Leben zu dieser Krankheit und ihre Auswirkungen auf die Steuerungszentralen im Gehirn und auf verschiedene Drüsen. Ich möchte sie gerne zitieren, weil sie die Zusammenhänge sehr eindrucksvoll belegt:

„Der jetzt Betroffene lebte einmal [in einem vorherigen Leben] unter ärmsten Verhältnissen im ehemaligen Sudetengau und heutigen Tschechien. Als seine Frau schwanger wurde und sich eine Frühgeburt abzeichnete, versuchte er, Hilfe zu holen. Sowohl Arzt als auch Hebamme lehnten eine Hilfeleistung ab, da er nicht zahlen konnte. Als er verzweifelt und voller Angst in sein winziges Haus zurückkam, lagen Frau und Kind tot in ihrem Blut. Die Schuld, wegen Geldmangels nicht helfen zu können, verbunden mit der allgegenwärtigen Existenzangst, ließen den Mann in die Schwermut und Demenz fliehen. In geistiger Umnachtung starb er bald darauf in völliger Isolation. Ein an sich unwichtiges Ereignis im jetzigen Leben des Betroffenen im Herbst 2010 stellte offenbar eine karmische Verbindung zum damaligen Selbstzerstörungsprogramm ‚Angst vor Schuld' her, welches bisher noch nicht bearbeitet wurde. Die Krankheit bietet jetzt die entsprechende Möglichkeit dazu."

Wenn Sie mehr zu möglichen Gründen für Krankheiten aus Ereignissen in früheren Leben wissen möchten, finden Sie dazu eine Fülle von Beispielen in Daniel Merois-Givaudans Buch „Karmische Krankheiten", das mir in die Hände fiel, kurz bevor dieses Buch gedruckt wurde.

Zusammenfassung

Es gibt keine prinzipielle Trennung zwischen Materie und Energie, wie uns die Physiker seit nunmehr über 100 Jahren erklären. Mit den sogenannten energetischen Heilungsmethoden wirkt man mit feinstofflicher Energie (also über Felder wie z. B. elektromagnetische) auf zu Materie verdichtete Energie ein (siehe vorher das Beispiel Wasser). Man kann energetisch auch schon auf der „Wasserdampf-Ebene“ testen und muss nicht warten, bis der Dampf sich zu Eis verdichtet, sprich sich ein Symptom manifestiert hat. Die ganzen energie- bzw. schwingungsmedizinischen Methoden arbeiten auf der Ebene einer höheren Ordnung als der der Physis; dort liegen die Ursachen für die körperlichen Symptome.

Wenn man in der CH'I-Systemik mit der Einhandrute auf Körperebene testet, ermittelt man, ob etwas in seiner natürlichen Ordnung schwingt oder nicht. Dabei misst man den „Grad der Unordnung“ und findet so präzise heraus, wie weit etwas von seinem gesunden Zustand entfernt ist. Je stärker ein Teil des Körpers in seinem Eigenschwingverhalten von der Ordnung abweicht, umso stärker ist die dadurch hervorgerufene Irritation für den gesamten Organismus.

Letztliche Ursache für körperliche Symptome sind negative Geistesmuster, die den Energiefluss behindern. Jede Blockade, egal auf welcher Ebene des Körper-Seele-Geist-Systems, lässt sich testen, und wie die Fehlsteuerung auf Körperebene bekommt man auch auf Geistesebene heraus, inwieweit ein Seelenprogramm stört. Ziel ist, das Symptom überflüssig zu machen, weil die dahinter stehende Bewusstwerdungsaufforderung angenommen wurde.

Auch Gedanken sind Schwingungen! Mit Hilfe einerseits der geometrischen Muster und andererseits dem Entladen von emotionalen Störfeldern kann das gesamte System „Mensch" wieder in eine natürliche und individuelle Ordnung zurückfinden. Man muss dazu die Ebene – genauer: die Programmierungsebene – finden, auf der die Störung entstanden ist. Solange man nur in den Ebenen darüber arbeitet („rumschraubt"), wird sich keine entscheidende Veränderung einstellen. Die Musterkorrektur auf der Ebene der organisierenden Energiefelder, also der Geistebene, ist sehr viel effektiver.

Es gibt auch keinen Widerspruch zwischen Geist und Materie. Wenn wir die Zusammenhänge noch nicht aufgedeckt haben, liegt das zum einen an der Beschränktheit unseres menschlichen Wachbewusstseins und zum anderen an überkommenen Vorurteilen und Tabus. Das Spiel der Schöpfung ist eine komplexere Idee als das, was wir bisher von Himmel und Hölle gehört haben. Geist und Körper sind nicht grundsätzlich verschieden, sondern es gibt nur *verschiedene Aspekte*, und wir erforschen, wie sie interagieren. Dinge, die als verschieden erscheinen, können einfach unterschiedliche Zustände desselben Grundstoffs sein.

Wesentlich für das Verständnis jeglicher heilungsunterstützender Arbeit ist, dass man von außen immer nur Hilfe zur Selbsthilfe leisten kann. Menschen werden, wie Roy Martina es knapp formuliert, „aufgrund ungelöster Konflikte, emotionaler Blockaden und unbewusster Eigensabotage krank".

Es erfordert die Bereitschaft, Eigenverantwortung zu übernehmen, wenn man heil werden will, das gilt natürlich insbesondere für alle Methoden, die das Bewusstsein miteinbeziehen.

Wenn jemand aus welchem Grund auch immer nicht gesund werden will, werden alle Interventionen von außen nicht von dauerhaftem Nutzen sein. Man kann aber durch Maßnahmen zur Harmonisierung aus der Ordnung geratener Schwingungen Heilung ganz wesentlich fördern. Die natürlichen Regulationskräfte können dann aktiv werden und das gesunde Eigenschwingverhalten der einzelnen Körperstrukturen anregen. Ganz entscheidend dabei ist, die Hierarchie der Störer herauszufinden, was mit der CH'I-Systemik möglich ist.

Die Steuerung ist immer insgesamt gestört, wenn an einer Stelle im Körper eine Blockade besteht. Wie weit sie sich auswirkt, ist sehr unterschiedlich und hängt natürlich auch davon ab, wie lange diese Störung besteht. Man kann meines Wissens bisher mit anderen Methoden nicht herausfinden, wie genau was worauf wirkt. Mit der CH'I-Systemik kann man testen, welche vorher hohen Werte herunter gehen, wenn man eine bestimmte Blockade, wie z. B. eine Narbe, einen beherdeten Zahn oder ein entzündetes Organ, entstört, auch wenn die Art der dabei wirkenden Vernetzungen im Einzelfall nicht bekannt ist. Die dazu verwendeten Zeichenmuster sind biophysikalisch wirksam, indem sie die Information zu einer Schwingungsverschiebung zurück in die natürliche Ordnung geben.

Man kann auch schon im Vorhinein austesten, welche Entstörungsmaßnahme sich auf welche Systeme im Körper auswirken wird und wie weit dadurch eine bestimmte Disharmonie zurück in ihre ursprüngliche Ordnung findet. Das ist für die meisten auch im Bereich alternativer Methoden arbeitender Menschen kaum vorstellbar. Auf energetischer Ebene mit der differenzierten Anzeige der Rutentestung ist das möglich. Ich weiß also, welche Symptome sich nach einer bestimmten Maßnahme bessern oder sogar ganz verschwinden können. Auch verlaufen die Heilreaktionen im Körper sanfter, wenn die Ordnung systematisch im gesamten Körper unterstützt wird.

Viele brauchen noch Technik und digitale Anzeigen auf einem Bildschirm, um Vertrauen in die Aussagekraft einer Methode zu haben. Für diese Menschen kann man immer auch alle möglichen Geräte einsetzen. Das ist aber ebenso ein Placebo wie eines in Tablettenform – eben ein „Geräte-Placebo". Noch einmal:

Unser Körper ist das sensibelste Messinstrument und feiner als jede Technik, die Menschen bisher ersonnen haben.

Das heißt nicht, dass man sich beim Testen nicht vertun kann, aber auch die technischen Diagnosemöglichkeiten haben – teilweise recht hohe – Fehlerquoten. Bei der Einhandrute gibt es zahlreiche Möglichkeiten des Gegentestens, mit denen man herausfinden kann, ob man richtig liegt.

Heilung ist ein Integrationsprozess – wovon? Von bisher Abgelehntem bzw. Verdrängtem. Heilung braucht deshalb die Bereitschaft zur Veränderung. Wenn eine Krankheit auftritt, heißt das, dass ich gerade nicht lebe, was dran ist, also gegen meine wahre Natur agiere. Da gibt es also etwas zu ändern – teilweise einen nicht unerheblichen Teil seiner Weltanschauung! Wer Angst davor hat, wird nicht heil werden. Alle negativen Gefühle sind kraftraubend, und auch alles, was verdrängt wird, kostet uns viel Energie. Je mehr man bereinigt, umso mehr Lebensenergie steht zur Verfügung. Die Menschen wundern sich oft, dass sie nach großen Loslass-Prozessen so müde sind: Das ist die Erschöpfung, die sich zeigt, wenn das Verdrängen aufhört, denn eben diese Verdrängung hat so viel Energie verbraucht.

Wir leben in einer sehr besonderen Zeit, und es wird von uns immer mehr gefordert, bewusste Entscheidungen zu treffen! Oft drücken wir uns vor der Verantwortung und leiden lieber still vor uns hin, als etwas zu ändern.

Es geht aber jetzt so wie noch nie zuvor darum, die Verantwortung für sich selbst und das Ganze zu übernehmen. Die Zeitqualität ist so, dass es heftigere Auswirkungen hat als noch vor wenigen Jahren, wenn wir keine klaren Entscheidungen treffen und nicht authentisch zu uns selbst stehen.

Es haben sich große Chancen aufgetan, die als Kehrseite schmerzvolle Erleben zur Folge haben, wenn wir uns den Anforderungen zur Wahrhaftigkeit und Authentizität nicht stellen und ausweichen wollen. Hinter einer gestörten Körperstruktur steht eine gestörte Information bzw. ein gegen das Selbst gerichtetes Seelenprogramm, und das muss korrigiert werden, wenn wirkliche Heilung erfolgen soll.

Das Ziel unserer Seele ist Bewusstseinserweiterung. Wir sind schon seit Anfang unserer Seelenreise auf dem Weg der Bewusstseins-Evolution und dabei jetzt in einer entscheidenden Phase. Deshalb sind wir stärker gefordert und können es nicht einfach „dahinplätschern" lassen. Wer sich vor Entscheidungen zu drücken versucht, wird es zunehmend schwer haben. Wenn sich Hindernisse oder Schmerzen in irgendeiner Form zeigen, ist das der Hinweis auf noch geladene Themen. Es gibt für die verschiedenen Themen, die wir auf unserer Seelenreise zu bearbeiten haben, jeweils die unerlöste und die erlöste Form. Bei dem, was wir schon erlöst haben, geht es leicht in unserem Leben, bei dem Unerlösten zeigen sich Schwierigkeiten, um nicht zu sagen Blockaden oder Schmerzen. Sie zeigen uns, wo es noch etwas zu bearbeiten gibt.

Den Satz „Wir wachsen an unseren Herausforderungen" sieht jeder positiv, aber gerade diese Herausforderungen sind oft die „Arsch-Engel", wie Betz sie humorvoll aus der höheren Perspektive nennt. Die wollen die meisten dann doch nicht, das heißt, sie wollen nicht akzeptieren, dass sie auf etwas hingewiesen werden, was sie selbst noch zu bearbeiten haben. Dabei bietet sich genau an diesen Stellen die Möglichkeit zum Wachstum.

Die Angst, die Wut oder die Ablehnung von etwas schafft die Brücken, über die Erleben zu uns kommen kann, weil diese Emotionen über ihre entsprechende Schwingungsfrequenz die Resonanz dazu herstellen. Wir legen mit den Emotionen regelrecht eine Leitung zu dem, demgegenüber wir sie haben, weil die Wellenmuster übereinstimmen – egal, ob das positive oder negative Emotionen sind. Um auf das obige Bild der unterschiedlichen Realitätsebenen zurückzukommen: Wenn ich die Emotion abbaue, habe ich die Verknüpfungen zu der Matrix, auf der diese Erlebenswirklichkeit stattfindet, gelöst. Es spielen immer nur die ein „Spiel" miteinander, die sich dazu verabredet haben, sprich: sich auf dieselbe Schwingungsebene begeben.

Je nach Bewusstseinsebene, auf der sich jemand befindet, werden bei der Auflösungsarbeit schrittweise neue, tiefere Programme sichtbar. Die können genauso heißen, wie schon vorher transformierte, aber auf der tieferen Ebene gibt es dann trotzdem eine noch nicht losgelassene Ladung, die sich erst zeigt, wenn sie „dran" ist. Die vorherigen Loslass-Schritte waren dabei nicht umsonst, weil man an diese tieferen Schichten gar nicht herankommt, bevor man die darüber liegenden bearbeitet hat.

Viele der „roten Ampeln" in unserem System sitzen im Unterbewusstsein. Hier finden sich die Antworten auf die meisten Fragezeichen in unserem Leben, und wir können sie dort finden! Wenn man die bisher unbewussten Programme hochholt, kommt man auch deshalb mehr in die Gelassenheit, weil man jetzt vieles in seinem Leben versteht, z. B. den Hader mit bestimmten Personen, die eigenen Empfindlichkeiten und warum wir bestimmte Dinge heftig ablehnen. Diese Programme waren der Grund für alles, was bisher schwer und anstrengend war, und jede Abwehr zieht genau das, was man nicht will, per Resonanz an. Man könnte „Resonanz" auch definieren als „zur Eigenschwingung passend". Solange man irgendetwas tut, was – bewussten oder unbewussten – Glaubensinhalten widerspricht, funktioniert nicht, was man mit seinem Tun beabsichtigt bzw. man hat damit keinen Erfolg. Wenn man die Ladung darin transformiert – und alles, was eine starke emotionale Reaktion hervorruft, ist geladen –, hat das vorher blockierende Geistesmuster keine Wirkung mehr, und damit ist die Bahn frei für mehr Erfolg in allen Lebensbereichen. Das Trauma kann gehen, und die Erfahrung bleibt! Damit hört auch die

Alarmreaktion im Körper auf (wozu auch allergische Reaktionen gehören). Und hinzu kommt:

Wenn ich den Rahmen, in dem mein Leben stattfindet, durch das Loslassen von Beschränkungsprogrammen erweitern kann, ist das ein Schritt in Richtung wirklicher Wahlfreiheit.

Ich kann vielleicht noch nicht alles wählen, aber ich kann immer wählen, den Weg zu gehen, meine Themen zu bearbeiten. Jedes einzelne Loslassen ist ein Schritt auf dem Weg, sein Potenzial ganz zu entfalten und authentisch man selbst zu sein. Das Bewusstsein kann immer nur in dem Rahmen wählen, den das Unterbewusstsein momentan zulässt, und das ist der mit allen noch wirkenden Ängsten und anderen unterdrückten Gefühlen. Dieser Rahmen macht die innere Wirklichkeit eines Menschen aus. Ich kann diesen Rahmen aber bewusst erweitern – eben durch Entladen dieser Gefühle.

Natürlich geht es um Verdrängung! Gerade weil etwas für uns stark belastend oder angstauslösend bis traumatisch war, haben wir es gut weggeschlossen. Meist braucht es ein Gegenüber und Begleitung, um es zu wagen, den Deckel zu öffnen. Je liebevoller dieses Gegenüber – Therapeut, Freund oder was auch immer – ist, umso leichter kann man die mit dem Aufdecken verbundene Angst überwinden.

Viele leben ein sehr anstrengendes Leben, weil ein Fuß auf das Gas und der andere auf die Bremse tritt, ohne dass man weiß, was da als Bremse wirkt. Diese Bremsen bzw. roten Ampeln, wie ich sie nenne, können auf Grün geschaltet werden. Man muss dazu die blockierenden Gedanken im Hintergrund aufdecken. Sie sind meist unbewusst und können deshalb Verhaltensweisen verursachen, die wir bewusst nicht wollen. Deshalb hat menschliches Verhalten so oft nichts mit Vernunft zu tun. Wenn meine Gedanken z. B. solche des Mangels sind („Mangeldenken"), dann erzeuge ich ein Resonanzfeld des Mangels und ziehe Dinge an, die mir diesen Mangel bestätigen, also das Erleben, dass ich nicht genug habe. Das ist sehr kräftezehrend.

Dabei haben alle Reaktionen einen Grund! Diese Gründe liegen nur teilweise sehr lange zurück. Irgendwann auf der Seelenreise gab es eine traumatische Situation, und deshalb werden ähnliche Erleben immer noch als angstbesetzt erfahren. Diesen angst- oder wutauslösenden Begleitumstand kann man von dem Erleben entkoppeln! Dann ändert sich die Wahrnehmung und damit auch das „Problem"-Bewusstsein.

Wir denken meist über das nach, was wir noch alles brauchen bzw. was uns noch fehlt – zur Heilung, zum Erfolg, zur erfüllenden Partnerbeziehung oder was auch immer. Aus meiner Sicht geht es vielmehr darum, was wir *gehen lassen* sollten, weil es uns noch hindert, unserer göttlichen Vollkommenheit Ausdruck zu verleihen, die schon immer da ist.

In den alten Weisheitstraditionen heißt es, dass wir immer schon alles haben, was wir brauchen, und uns der Reichtum des Universums immer zur Verfügung steht. Den können wir nutzen, wenn wir die bisher wirkenden unbewussten Verbote aufgehoben haben.

Teilweise funktioniert es, Altes nur hochzuholen und es so bewusst zu machen (siehe vorne: Bewusstwerdung lässt das Programm platzen). Oft reicht das aber nicht aus, sondern jetzt wird die damit verbundene (negative) Emotion erst recht wieder aktiv, und man muss diese Ladung transformieren, um denjenigen nicht in noch größerer Verwirrung zurückzulassen, als sie vorher schon bestanden hat. Wie bei allen Therapien hängt es von der Geklärtheit des Therapeuten ab, wie effektiv dessen Arbeit ist. Man sollte mit sich selbst gearbeitet haben, um andere neutral testen zu können, sonst kann es passieren, dass man etwas nicht als geladen testet, weil man selbst noch einen „Deckel" auf dem Thema hat.

Hilfreich für das Lösen von Blockaden ist ein *Systemdenken*. Es ist eine Frage der Zeit, wann sich geistige Sperren körperlich auswirken. Es kann Jahrzehnte dauern, es kann aber auch wesentlich schneller gehen, dass der Körper Signal gibt, dass man gegen sich selbst und seine wahre Natur handelt oder Grundbedürfnisse unterdrückt. Symptome können durch das Loslassen von geistigen Mustern sofort verschwinden, je nach Dauer kann eine Krankheit aber auch chronisch geworden sein, und dann braucht es noch zusätzliche Maßnahmen zur Heilung.

Egal, was es im Einzelnen alles zu tun gibt, es geht immer darum, gestaute Energie wieder in den Fluss zu bringen, ob auf körperlicher, geistiger oder seelischer Ebene.

Je mehr Blockaden man auf jeder einzelnen Ebene finden und beheben kann, umso ganzheitlicher ist die Arbeit, und umso eher kann die Heilung einsetzen.

Und: Heilung auch auf Bewusstseinsebene braucht die Bereitschaft, sich auf einen Prozess einzulassen. Wachstum funktioniert nur Schritt für Schritt, das heißt, es gibt auch eine sinnvolle Reihenfolge. Wie die für jeden Einzelnen aussieht, ist unterschiedlich und es gilt, das individuell herauszufinden. Der Weg ins neue Bewusstsein verlangt Kontinuität, Ausdauer und konsequentes Dranbleiben; es funktioniert nicht, nur wenn man gerade mal Zeit hat, an sich zu arbeiten.

Wenn meine Gedanken meine Zukunft schaffen, wie es in immer mehr Büchern nachzulesen ist, dann sind alle Gedanken wichtig, die ich habe. Dabei hilft eine kontinuierliche Begleitung, die immer wieder darauf aufmerksam macht, wenn man etwas denkt oder tut, das gegen die Ziele ist, die man anstrebt. Deshalb ist die Ausbildung in CH'I-Systemik mit Wochenenden in regelmäßigen Abständen eine gute Unterstützung. In den Pausen dazwischen sollte man durch regelmäßigen Austausch die Fallen aufdecken, in die man immer wieder tappt. Auch das Lesen von geeigneten Büchern hilft, dranzubleiben. Nur wenn man verstanden hat, was es alles braucht, sind die Bemühungen um ganzheitliches Heil-Werden von Erfolg gekrönt.

Als Haltung gegenüber allem, was einem begegnet, empfehle ich die Einstellung: Es hat immer alles einen Grund, egal, wie „abgedreht" es auch erscheinen mag! Dieser Grund ist letztlich Illusion, nichtsdestoweniger wirkt der Glaube daran. In „Gespräche mit Gott" steht dazu der wundervolle Satz: „Niemand handelt jemals unangemessen, denn das, was ein Mensch tut, ist im Rahmen seines Modells von der Welt immer richtig." (Bitte nochmal lesen und sich klarmachen, was das heißt.)

Ich weiß nicht, was Sie sich für dieses Leben an „Ladungsbereinigung" vorgenommen haben, aber ich lade Sie ein, es herauszufinden und nicht in Ihren derzeitigen, vielleicht recht heftigen Programmen stecken zu bleiben. Es kann eine große Herausforderung sein, aber es lohnt sich auf jeden Fall, sie anzugehen.

CH'I-Systemik ist eine Methode, Fehlsteuerungen zu finden und zu beseitigen, sowohl auf der physischen als auch auf der geistigen Ebene, sodass die Energie wieder fließen kann. Ob dann Heilung passiert, ist eine Entscheidung desjenigen, der nach diesem Ansatz mit sich arbeiten lassen möchte. Wenn es anderweitige Heilungsverhinderer gibt, wird keine

Heilung stattfinden. Wir können als Therapeuten oder Berater nur versuchen, diese Verhinderer aufzudecken; dazu haben wir allerdings eine sehr gute Chance. Letztlich wissen wir nicht, ob eine Heilungserfahrung zugelassen wird. Derjenige, der zu uns kommt, ist der, der wählt, nicht wir!

Jede Heilung braucht Zeit, weil das Neue – sei es die neue Freiheit nach dem Loslassen alter Seelenprogramme oder der neue Zustand nach der Heilung auf körperlicher Ebene – in das Gesamtsystem integriert werden will. In einem Transformationsprozess wird etwas umgewandelt, und die alten Gewohnheitsmuster wirken erst einmal dagegen. Man kann diese Zeit verkürzen und die Einregulierung in den harmonischen Zustand mit verschiedenen Mitteln fördern. Auf jeden Fall ist für ein ganzheitliches Arbeiten wünschenswert, vorher testen zu können, welche Auswirkungen welche Maßnahme hat, und das kann man mithilfe der Rute weitgehend. Die Fragemöglichkeiten dazu sind vielfältig, und man muss nicht mehr nach dem Prinzip von Versuch und Irrtum am Patienten herumprobieren, ganz davon abgesehen, dass Spätfolgen oft nicht als Wirkungen einer vor Jahren vorgenommenen Maßnahme erkannt werden.

Eben diese vielen verschiedenen Möglichkeiten zu testen machen die CH'I-Systemik so effektiv, denn Krankheit ist ein sehr vielschichtiges Geschehen. Wenn man die Blockaden auf allen Ebenen beseitigt, die aus welchen Gründen auch immer noch wirksam sind, kann die Lebensenergie wieder dazu genutzt werden, die Fähigkeit der Selbstorganisation aller Lebewesen einzusetzen. Das ist ohne Zweifel eine sehr wirksame Heilungsunterstützung, weil die körpereigene Weisheit sehr viel klüger ist als unser fragmentarisches Wissen von den Zusammenhängen im vieldimensionalen System „Organismus".

Kein reduktionistischer Ansatz kann den komplexen Regulationsvorgängen im Körper gerecht werden, denn wir haben erst einen Bruchteil dieser Komplexität verstanden. Wir brauchen differenzierte Diagnosemethoden, die vernetzte Zusammenhänge aufdecken und die vielfältigen Einflüsse der einzelnen Systemteile des Körpers aufeinander berücksichtigen können. Das kann die CH'I-Systemik leisten, weil sie sofort die Auswirkungen der Veränderung eines Systemteils auf die anderen testen kann – auch wenn man dann nicht unbedingt weiß, *warum* das so ist. Die veränderten Werte zeigen sich sofort! So wird die Struktur der Vernetzung der Symptome sichtbar, und nur dann kann wirklich „Holistisches Heilen" stattfinden.

Jeder, der die Verantwortung für seine Gesundheit übernehmen möchte, kann mit der CH'I-Systemik ein hohes Maß an individueller Kompetenz dafür erreichen. Man kann sehr viel über diese letztlich einfache Testtechnik herausfinden. Auf der Körperebene lassen sich Disharmonien finden und energetisch ausgleichen, bevor Symptome auftreten, und – und das ist das noch wesentlich Effektivere – man kann die hinter den Disharmonien stehenden Geistesmuster aufdecken. Sie „laden die Batterien", die das Krankheitsgeschehen triggern.

Wie viele andere Autoren zweifle ich nicht daran, dass die Menschheit sich mit der Erde in einem Stadium des Übergangs zu einer neuen Entwicklungsebene befindet. Von Jahr zu Jahr kann ich in meinen Ausbildungen beobachten, dass viele Prozesse immer schneller ablaufen, sowohl bezüglich der Heilung als auch des Verständnisses der Inhalte. Wir haben neue Ebenen von Heilungsmöglichkeiten erreicht, und es werden sich sicher in naher Zukunft noch weitere zeigen. So etwas wie eine „Loslass-Formel" hätte vor wenigen Jahrzehnten noch nicht funktioniert, und deshalb ist Derartiges wohl auch erst vor einigen Jahren von der geistigen Welt übermittelt worden. Wie gesagt ist die, die ich benutze, nicht die einzige, die inzwischen zur Verfügung steht.

Die CH'I-Systemik ist nicht nur ein Beispiel für wirkliche Ganzheitsmedizin, sondern hier geht es im wahrsten Sinne um *Bewusstseinsmedizin*. Wie auch immer der Prozess im Einzelnen aussieht, den man durchläuft – es lohnt sich, dran zu bleiben. Also: Weiterduschen!

Zum Abschluss meiner Ausbildungswochenenden lese ich immer eine Geschichte vor. Auch dieses Buch soll mit einer Geschichte enden, die mir eine meiner Ausbildungsteilnehmerinnen geschickt hat (aus Tania Konnerth „Leben kann so einfach sein"):

Ein Schüler kam zum Meister:

„Ach Herr", stöhnte er, „um Euren Lehren zu folgen, ist so viel Veränderung nötig. Das ist mir eigentlich alles viel zu anstrengend. Ich glaube, ich werde das Studium hier beenden."

Da schaute der Alte mit einem traurigen Blick auf seinen Schüler. „Kennst du die Geschichte von der Raupe?" fragte er. Der Schüler verneinte.

„Es war einmal eine Raupe, die das Gefühl hatte, dass die Metamorphose zum Schmetterling zu anstrengend sei. Also beschloss sie, Raupe zu bleiben. Und während sie mühsam und langsam durchs Leben kroch, schaute sie immer mal wieder hinauf zu all den Schmetterlingen, die im Sommerwind von Blume zu Blume tanzten", erzählte der Meister die Geschichte.

„Und nun überleg wohl, ob der scheinbar einfachere Weg auch tatsächlich der einfachere ist."

Nachwort

Der Unterschied, den wir in der CH'I-Systemik machen in Bezug zu den allgemeinen spirituellen Lehren darüber, dass wir alle immer schon perfekt sind, ist der Blickwinkel: Es stimmt, dass wir immer schon vollkommen sind und unser Potenzial zu 100 % schon längst vorhanden ist, nur glauben die meisten das nicht und können es deshalb auch nicht leben. In der CH'I-Systemik werden die Glaubenssätze und Schuldprogramme aufgelöst, die dem Leben dieser 100 % bisher im Wege gestanden haben. Wir räumen das wahre Selbst frei von den alten Beschränkungsmustern! Das Entscheidende ist die Einsicht, dass diese Programme individuell sind und deshalb auch individuell erkannt werden wollen! Dann kann die Freiräum-Arbeit erfolgreich sein.

Allgemeine Lehren darüber, dass Schuld eine Illusion ist und wir immer alles schon haben, was wir brauchen, helfen den meisten nur bedingt weiter. Man fühlt sich sehr gut, wenn man in einer Belehrung von einem Meister sitzt, der einem das alles erzählt und glaubhaft versichert, dass man geliebt wird. Am nächsten Tag in der alten Umgebung hat man da nur meist nicht mehr viel von, sondern das bekannte Gefühl der Kleinheit, Unfähigkeit oder des Alleinseins stellt sich wieder ein. Das wahre Selbst scheint meilenweit entfernt, und das kuschelige Gefühl des Aufgehobenseins in der Gruppe ist auch verschwunden. Der Ansatz muss vom Individuum ausgehen, wenn einer bestimmten Person weitergeholfen werden soll. Die allgemeinen Lehren sind die Basis, dann kommt die Einzelarbeit direkt mit dem Menschen.

Ich hatte hervorragende Lehrer, und durch sie und viele Bücher habe ich eine Ahnung, wo es überhaupt hingehen soll. Wie ich dann genau dieses Ziel – der Meisterschaft, der Erleuchtung, mein volles Potenzial hier auf der Erde zu leben oder wie auch immer – erreichen kann, bedurfte des genauen Hinsehens auf meine alten Verletzungen und die daraus erwachsenen Überzeugungen, was geht und was nicht.

In dem Buch „Die Ebenen des Bewusstseins" von David Hawkins werden 18 Bewusstseinsstufen unterschieden und erklärt, dass die meisten Menschen in einem Leben nur die Weiterentwicklung auf die nächsthöhere Stufe schaffen, selten zwei. Ob das in der neuen Energie immer noch so ist, sei dahingestellt, auf jeden Fall ist mir klar geworden, dass es nur wenig Sinn hat, jemandem, der sich auf einer der niedrigeren Stufen befindet, den Kosmos im Vokabular des Bewusstseins wesentlich höherer Stufen zu erklären. Er wird nicht glauben können, dass er die Macht hat, sein bisheriges Leben einfach zu ändern. Genau diese Leichtigkeit funktioniert für ihn nicht. Das hat unter anderem damit zu tun, welche Vorstellungen jemand von Gott hat, also seinem Schöpfer. Auf den untersten Stufen z. B. ist die Vorstellung von Gott nach Hawkins die eines rachsüchtigen, verdammenden und strafenden. Wie soll da Vertrauen in die eigene Schöpferkraft, sein Leben zu ändern, entstehen? Da gibt es eine Menge alter Traumata aufzuarbeiten, die diese Vorstellungen haben entstehen lassen. Urvertrauen aufzubauen, wenn es nicht vorhanden ist, ist ein längeres Unterfangen.

Wie es in zahlreichen spirituellen Texten heißt, sind wir schöpferische Wesen, die vor ihrer Inkarnation bewusst geplant haben, was sie erleben wollen, um daran zu wachsen. Das ist eine große Herausforderung, denn wir können niemandem mehr die „Schuld“ für etwas zuweisen, das wir erleben. Wie es in den Texten heißt, die das Gesetz der Resonanz erklären, kann niemand etwas mit uns machen, wozu wir nicht vorher unsere Einwilligung gegeben haben. Es gibt also nicht so etwas wie „Opfer“ und „Täter“, sondern nur „Auslöser“ für unsere Programme bzw. Denkmuster.

Das können die meisten Menschen (noch) nicht akzeptieren, weil sie es anders erleben. Wir sind aber immer (!) die Schöpfer unserer eigenen Realität – nur meist unbewusst. Die große Kluft zwischen dem, was wir in unserem Wachbewusstsein verstehen können und dem, was tatsächlich hinter unseren Erfahrungen wirkt, ist dadurch entstanden, dass wir unsere Inkarnation von einer höheren Geistesebene aus erschaffen haben. Aus dieser hohen Perspektive haben wir unsere Lebensumstände sehr bewusst gewählt, weil wir erkannt haben, dass wir damit die größten Wachstumschancen haben. Wer sein wahres Selbst jetzt in diesem Körper leben will, ist aufgerufen, das zu erkennen und die eigene Schöpferkraft anzunehmen, mit allem Verantwortungsbewusstsein, das dazugehört, und mit allem Respekt davor, dass alle anderen ihren eigenen Seelenplan haben und diesen leben. Sie dürfen auch alle in das höhere Bewusstsein ihrer selbst hineinwachsen, in dem von ihnen gewählten Tempo und mit den selbstgewählten Aufgaben. Es gibt einen „größeren Plan", und darüber gibt es immer mehr Bücher – allen voran die „Gespräche mit Gott".

Man muss die Menschen da abholen, wo sie stehen, und die meisten sind nun mal (noch) nicht erleuchtet. Nicht erleuchtet zu sein ist natürlich wieder eine Illusion, aber solange sie wirkt, muss man auf der Ebene ansetzen, auf der die eigene Realität erlebt wird. Jemandem, der gerade Depressionen hat, nützt es wenig, ihn darauf aufmerksam zu machen, dass er ein vollkommenes Wesen der göttlichen Schöpfung ist und es nichts gibt, das zu ändern wäre. Ich bezweifle nicht, dass es Schwingungsebenen gibt, auf denen alle alten Erfahrungen keine Rolle mehr spielen, egal, wie heftig sie waren. Nur glaube ich auch, dass es bisher nur wenige Menschen bis auf diese Bewusstseinsebenen geschafft haben. Man kann sie aber auf dem Weg dorthin unterstützen.

Wenn man wirklich verstanden hat, wozu wir hier sind, kann man diese Sicht der Schöpfung immer mehr umsetzen und die Verantwortung für das eigene Leben wirklich voll und ganz übernehmen. Es ist, wie gesagt, eine große Herausforderung, aber man wird auf diesem Weg belohnt, indem man zu dem wird, wozu man hierhergekommen ist, und der Raum sich immer mehr vergrößert, in dem man agieren kann. Man erfasst immer mehr den Sinn und die Schönheit des großen Ganzen, und man kommt immer mehr in die

Fülle im Innen *und* im Außen. Und: Man begegnet immer mehr Menschen, die auf dem gleichen Weg sind, und das ist eines der größten Geschenke!

Rechtlicher Hinweis

Dieses Buch ist eine Einführung in die CH'I-Systemik®. Es nur zu lesen reicht nicht aus, um zum qualifizierten CH'I-Systemiker® zu werden, und es ist nicht gestattet, diese Methode anzuwenden, ohne die Ausbildung gemacht zu haben. Ebenso wenig ist es erlaubt, die CH'I-Systemik® selbst zu lehren oder sich als Lehrer für CH'I-Systemik® gegenüber anderen auszugeben.

Wenn Sie Informationen über die Ausildung erhalten möchten, so finden Sie diese unter www.quelle-des-azur.de

Literaturverzeichnis

Assadi, Abdi: „Nachhaltige Therapie braucht Zeit", in CO'MED – Fachmagazin für Complementär-Medizin, Nr. 11/2011

Attwood, Janet Bray, und Attwood, Chris: „Passion Test – Entdecken Sie Ihre Leidenschaft"; Kamphausen-Verlag & Distribution GmbH, Bielefeld 2007

Bartlett, Richard: „Die Physik der Wunder"; VAK Verlag, 2. Auflage, Kirchzarten bei Freiburg 2010

Betz, Robert: „Nimm Deine Macht in Deine Hände!" CD

Betz, Robert: „Willkommen im Reich der Fülle"; KOHA-Verlag, 4. Auflage, Burgrain 2008

Bischof, Marco: „Energiemedizin – Heilkunst der Zukunft", in Esotera, Nr. 8 (August 2000), S. 16–21, und Nr. 9 (September 2000), S. 20–25

Bohm, David, Factor, Donald: „Die verborgene Ordnung des Lebens"; Aquamarin Verlag, Grafing 1988

Bohm, David: „Die implizite Ordnung – Grundlagen eines dynamischen Holismus"; Goldmann-Tb-Ausgabe des Dianus-Trikont Buchverlages GmbH, 1. Auflage München 1987

Braden, Gregg: „Der Realitätscode"; KOHA-Verlag, 3. Auflage, Burgrain 2009

Byrne, Rhonda: „The Magic"; Knaur, München 2012

Byrne, Rhonda: „The Secret"; Goldmann Verlag, 2. Auflage, München 2007

Capra, Fritjof: „Das Tao der Physik – Die Konvergenz von westlicher Wissenschaft und östlicher Philosophie"; Scherz-Verlag, 17. Auflage, Bern, München, Wien 1997

Capra, Fritjof: „Wendezeit – Bausteine für ein neues Weltbild"; dtv, 5. Auflage, München 1996

Dürr, Hans-Peter: „Es gibt keine Materie! Revolutionäre Gedanken über Physik und Mystik"; Crotona-Verlag, Amerang 2012

Dyer, Wayne: „Mit Absicht – Den eigenen Lebensplan erkennen und verwirklichen"; Goldmann Veralag, 2. Auflage, München 2005

Gerber, Richard: „Vibrational Medicine – the Handbook of subtle-energy Therapies"; Vermont (Canada) 2001

Goswami, Amit: „Das bewusste Universum – Wie Bewusstsein die materielle Welt erschafft"; Lüchow, Freiburg 2002.

Gradl, Toni: „Signifikanz – Die Zahlenjunkies und ihre Folgen in der Medizin", in CO'MED, Fachmagazin für Complementär-Medizin, 11/11, S. 44 f

Hawkins, David: „Die Ebenen des Bewusstseins"; VAK Verlags GmbH, 5. Auflage, Kirchzarten bei Freiburg 1997

Hicks, Esther und Jerry: „Sara und die Eule", „Sara und Seth", „Sara und das Geheimnis des Glücks"; Ansata Verlag, München 2010

Hübenthal, Ursula: „Swing Time – Fast nichts und die Folgen – Oder: Was die moderne Physik zu Energie-, Informations- und Schwingungsmedizin zu sagen hat"; Edition CO'MED, Kulmbach 2012

Kessler, Christina: „Heilung durch Liebe"; in: Anne Devillard: Heilung aus der Mitte – Werde, der du bist, Verlag Driediger, Zwickau, 2. Auflage 2009

Klink, Katrin: „Das Bioenergiefeld des Menschen"; Quasar Publications, 2007

Konnerth, Tania: „Das Leben kann so einfach sein"; Junfermann-Verlag, Paderborn 2001

Kuby, Clemens: „Unterwegs in die nächste Dimension – Meine Reise zu Heilern und Schamanen"; Kösel, München 2003

Lipton, Bruce: „Intelligente Zellen"; KOHA-Verlag, 2. Auflage, Burgrain 2006, und DVD

Martina, Roy: „Emotionale Balance"; KOHA-Verlag GmbH, 3. Auflage, Burgrain 2004

Martina, Roy: „The Missing Link – So wenden Sie ‚The Secret' richtig an"; KOHA-Verlag GmbH, 2. Auflage, Burgrain 2009

McTaggart, Lynne: „Das Nullpunkt-Feld"; Goldmann, München 2003

McTaggart, Lynne: „The Bond – Wie in unserer Quantenwelt alles mit allem zusammenhängt"; arkana, München 2011

Meurois-Givaudan, Daniel: „Karmische Krankheiten"; Silberschnur, 3. Auflage, Güllesheim 2010

Oschman, James: „Energiemedizin – Konzepte und ihre wissenschaftliche Basis"; Elsevier GmbH, München 2006

Pearl, Eric: „The Reconnection – Heilung durch Rückverbindung"; KOHA-Verlag, 3. Auflage, Burgrain 2008

Popper, Karl R., Eccles, John C.: „Das Ich und sein Gehirn"; Piper, München 1982

Reitz, Sonja: „Abweichungen vom Lebenssinn als Krankheitsursache"; CO'MED – Fachmagazin für Complementär-Medizin, 3/13

Starkmuth, Jörg: „Die Entstehung der Realität – Wie das Bewusstsein die Welt erschafft"; Verlag J. Starkmuth, 10. überarbeitete Auflage, Bonn 2009

Stelzl, Diethard: „Morbus Parkinson – Erfahrungen aus der Komplementärmedizin"; CO'MED – Fachmagazin für Complementär-Medizin, 10/11, S. 85 f

Walsch, Neale Donald: „Gespräche mit Gott" (Band I-III); Goldmann, München 1997, 1998, 1999

Warnke, Ulrich: „Quantenphilosophie und Spiritualität – Der Schlüssel zu den Geheimnissen des menschlichen Seins"; Scorpio-Verlag, Berlin, München 2011

Warnke, Ulrich: „Quantenphysik, Bewusstsein, Unbewusstsein und Realität"; Vortrag

Yoda, Peter: „Ein medizinischer Insider packt aus"; Sensei Verlag, Kernen 2008

Young, Thomas: „Willkommen im Herzen"; Integral Verlag, Random House
München 2006

Young, William Paul: „Die Hütte – Ein Wochenende mit Gott"; Allegria, 6. Auflage, Berlin 2009